Soy mi dignidad
Eutanasia y suicidio asistido

Soy mi dignidad

Eutanasia y suicidio asistido

Marcelo Palacios

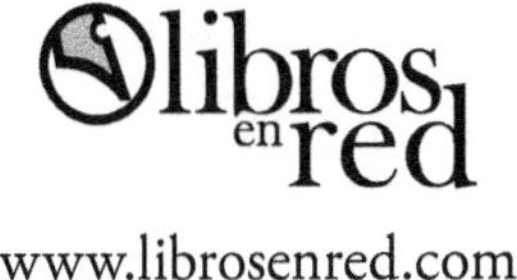

www.librosenred.com

Dirección General: Marcelo Perazolo
Dirección de Contenidos: Ivana Basset
Diseño de cubierta: Daniela Ferrán
Diagramación de interiores: Guillermo W. Alegre

Primera edición en español - Impresión bajo demanda

ISBN: 978-1-59754-475-7

Para encargar más copias de este libro o conocer otros libros de esta colección visite www.librosenred.com

Al respetar las convicciones de otros
mostramos la altura humana
de nuestra dignidad.

Presentación

La *persona* es la institución natural imprescindible y fundamento de todo el sistema de convivencia humana. Sin las personas no podrían ser realidad otras instituciones naturales, como la sociedad o la familia, ni las artificiales sobrevenidas, como los Estados y Gobiernos.

La persona es titular de *derechos fundamentales personalísimos* que le son privativos precisamente por ser persona y por su *dignidad humana,* derechos que sólo se extinguen con su muerte. En consecuencia, y por encima de cualquier apreciación, *las personas somos nuestra dignidad*, desde el *nacimiento*, a lo largo de toda la *vida* y en su final, la *muerte*. Dignidad que el ser humano sólo puede hacer valer con *libertad*.

La dignidad es la cualidad no transacionable de la persona, atributo incucstionablc antc cl quc rcsultan supcrfluos los discursos pretenciosos, las tentativas moralizantes de monopolizarla o los circunloquios ideológicos, confesionales, jurídicos o legales que buscan circunstancialmente justificarla, amañarla o domeñarla. Así que sin abordarlas expresamente estas páginas destilan ética y moral, al ser la *dignidad de la persona enferma* el argumento nuclear para la demanda de una legislación sobre el derecho a morir dignamente. Insisto en ello para alertar de la frecuente deriva con que acabamos exponiendo nuestros particulares puntos de vista sin hablar "de los enfermos" sino "por ellos" (valoración teórica, externa) desde nuestra perspectiva de diseño, en suma, "sin contar con ellos" desde la suya (vivenciación real, interna), ninguneando o trasladando a un plano menor o secundario la cuestión principal y sus únicos protagonistas, es decir, la dignidad, libertad y convicciones de las personas enfermas.

En nuestro entorno cultural no estamos muy familiarizados con las deliberaciones sobre el morir, la muerte inevitable apenas nos ocupa el pensamiento salvo que la sintamos cerca; admitiendo que llegará algún día la desvinculamos de la inmediatez, es algo que ocurre, pero a los demás. No obstante, son cada vez más frecuentes los foros de deliberación sobre el morir, estimulados por el debate sobre los testamentos vitales, la eutanasia y el suicidio asistido.

La vida, como quiera que haya sido, habría de finalizar con el modo de morir elegido. Ya que no somos capaces de impedirla, reivindicamos el derecho a decidir, cuándo sea posible hacerlo, cómo afrontar la muerte si las circunstancias de la enfermedad lo piden.

Muchas personas aceptan la evolución de su enfermedad mortal o gravemente invalidante hasta que llegue la muerte natural, y otras prefieren evitar el padecimiento psicofísico adelantando su muerte, contando en ambos casos (como ideal no siempre colmado) con las atenciones médicosanitarias indicadas y cercanas, la indispensable presencia familiar y afectiva, el apoyo espiritual requerido que pueda confortarlos y la protección social adecuada. Al obedecer ambas opciones a convicciones personales íntimas, cada una de ellas merece igual consideración, sin que haya de ser motivo de descalificación o discordia si no se comparten.

Las páginas que siguen toman de la medicina, el derecho y las normas y documentos nacionales e internacionales la *información elemental* que pueda resultar útil a los ciudadanos para encauzar la deliberación sobre la muerte digna, sin buscar la descripción exhaustiva de leyes y casuísticas ni entrar en detalles que habrán de ser valorados posteriormente en cada situación concreta para la adopción consensuada de decisiones clínicas (con la contribución de los Comités de Bioética pertinentes) y servir al asesoramiento imprescindible para la formulación y aprobación de la normativa correspondiente.

Sus objetivos están claros: 1, reclamar que el *respeto de los derechos humanos* sea efectivo y universal; 2, la *defensa de la dignidad de la persona y los derechos* emanados de ella, que los Estados no le pueden hurtar o encorsetar, y en la que hay que perseverar para *impedir que la persona pierda*; 3, considerar *cómo quieren ser asistidos muchos pacientes* en la enfermedad y en la muerte inmediata o diferida en base a su dignidad y libertad, atributo y derecho fundamentales con independencia del lugar, la época o los avatares de que pueden ser objeto; y 4, *reiterar la necesidad de una legislación* sobre la eutanasia y el suicidio asistido que permita a los pacientes, sin excepción, morir según sus convicciones y sin ocultamientos, y que no penalice a los que les ayuden solidaria y humanitariamente a ello.

Marcelo Palacios
Gijón, diciembre de 2008

I Dignidad y libertad en la muerte

Argumentación

La argumentación sobre el ejercicio del derecho a morir con dignidad según las convicciones y la libertad de elección de cada persona, tiene en cuenta:

1. El reconocimiento y protección efectivos de los *derechos fundamentales de la persona*, con la *dignidad humana* como fuente de la que surgen. Recordando, al efecto:

La Declaración Universal de los Derechos Humanos[1], que, entre otros:

a), considera

-"que la libertad, la justicia y la paz en el mundo tienen por base el reconocimiento de la *dignidad intrínseca* y de los *derechos iguales e inalienables* de todos los miembros de la familia humana".

-"que los Estados Miembros se han comprometido a asegurar, en cooperación con la Organización de las Naciones Unidas, el respeto universal y efectivo a los *derechos y libertades fundamentales del hombre*", y,

b), establece que

-"todos los seres humanos nacen *libres e iguales* en *dignidad y derechos* y, dotados como están de razón y conciencia, deben comportarse fraternalmente los unos con los otros".

---

[1] Adoptada y proclamada por la Asamblea General de la ONU (Organización de las Naciones Unidas) el 10 de diciembre de 1948.

-"*toda persona* tiene todos los derechos y libertades proclamados en esta Declaración, *sin distinción alguna* de raza, color, sexo, idioma, religión, opinión política o de cualquier otra índole, origen nacional o social, posición económica, nacimiento o cualquier otra condición".

-"todo individuo tiene derecho a *la vida*, a la *libertad y* a la *seguridad* de su persona".

-"*nadie será sometido* a torturas ni a penas o tratos crueles, inhumanos o degradantes".

*La Constitución Española, que incorpora y hace suyos los derechos humanos de la Declaración Universal:

-"Las normas relativas a los derechos fundamentales y a las libertades que la Constitución reconoce, se interpretarán de conformidad con la Declaración Universal de los Derechos Humanos y los Tratados y Acuerdos Internacionales sobre las mismas materias verificados por España".

-"Los Tratados Internacionales válidamente celebrados, una vez publicados oficialmente formarán parte del ordenamiento interno" (sobre algunos de los derechos aludidos, ver Capítulo III).

*Y la Convención de Asturias de Bioética, Convención para la Protección de los Derechos Humanos y de la Dignidad del Ser Humano con respecto a las aplicaciones de la biología y la medicina (Convención sobre los Derechos Humanos y la Biomedicina, del Consejo de Europa), vigente en España desde el 1.1.2000:

-"Convencidos de la necesidad de respetar al ser humano no sólo como individuo sino también en su pertenencia a la especie humana, y reconociendo la importancia de garantizar su *dignidad*".

-"Las partes de este Convenio protegerán la *dignidad* e *identidad* de todo ser humano y garantizarán a toda persona, *sin discriminación*, el respeto de su *integridad* y demás derechos y libertades fundamentales con respecto a las aplicaciones de *la biología y de la medicina*. Cada parte tomará, en su ordenamiento interno, las medidas necesarias para llevar a cabo lo previsto en este convenio".

-"El *interés y el bienestar de ser humano* prevalecerán frente al exclusivo interés de la sociedad o de la ciencia".

-"No podrá llevarse a cabo intervención alguna sobre una persona en materia de salud sin su *consentimiento informado y libre*. Dicha persona recibirá previamente una información adecuada sobre la finalidad y naturaleza de la intervención, así como de sus *consecuencias y riesgos*. La persona afectada *podrá retirar su consentimiento* en todo momento y con entera libertad".

-"Deberán tomarse en cuenta los *deseos expresados con anterioridad* por el paciente que, al tiempo de la intervención, no se hallare en estado de expresar su voluntad en orden a una intervención médica".

-"Todos tienen derecho al *respeto de su vida privada* en el ámbito de la salud".

2. *Ante todo, las personas somos nuestra dignidad*

La *dignidad* es la cualidad superior del ser humano, el atributo distintivo de la persona, origen y referencia de sus derechos fundamentales.

La vida sin la muerte no es imaginable; entenderlo de otro modo llevaría al absurdo teórico de la inmortalidad. Por lo tanto, si como aspiración humana defendemos sin discriminación una *vida digna* para todos, estamos reclamando inequívocamente igual *dignidad en la muerte*, su trance final.

La dignidad en la muerte es consustancial a la dignidad de la vida, de modo que si hay un derecho a una vida digna también lo ha de haber a la libertad de elegir la muerte que consideramos acorde con nuestra dignidad. Tal afirmación, que tenemos por obvia respecto a la atención médicosanitaria de la gran mayoría de las personas en la enfermedad y el morir, no lo es si por las prohibiciones legales se impide a otras personas poder decidir el modo de afrontar su enfermedad y su muerte.

3. *La muerte desde convicciones distintas*

Todos queremos superar la enfermedad o sobrellevarla lo mejor posible sin que se resienta nuestra dignidad. Ante la perspectiva de la muerte, entendemos el modo de afrontarla como un derecho, si bien en muchas ocasiones y circunstancias vitales no se puede ejercer.

El deseo de cómo colmar ese derecho enraíza en convicciones personales no siempre coincidentes pero igual de dignas y legítimas cualesquiera que sean sus valedores, y que no deben utilizarse para fomentar conflictos o confrontación de opiniones entre los enfermos que respectivamente las sustentan, ni mucho menos, al suponer una injerencia reprobable, ser interesadamente manejadas por determinados sectores para censurar decisiones de otros que no comparten sobre la muerte y fomentar controversias insuperables, arrogándose el patrimonio de supuestos morales exclusivos, y, por ello, intransigentes y sin validez.

4. El *sufrimiento no es únicamente dolor físico*

En la enfermedad se tiende a identificar el *sufrimiento* con el *dolor* físico, particularmente en las invalidantes, graves o mortales. Es una apreciación parcial que lleva erróneamente a centrar en el dolor, evitable en gran medida gracias a los tratamientos actuales, la razón para solicitar la eutanasia o el suicidio asistido.

Será más apropiado referirnos al *sufrimiento psicofísico total* causado: a), en parte por el *dolor físico,* que si en ocasiones se puede convertir en la principal preocupación del *enfermo terminal*, en otras situaciones, como las enfermedades no terminales (*personas terminadas*) o no está presente o no es el síntoma que ocupa la atención o el temor del enfermo, y, b), en gran medida por el *componente psicológico,* condicionado por las circunstancias que concurren en cada paciente, terminal o no, las manifestaciones de la enfermedad o enfermedades añadidas, la aplicación y efectos de los tratamientos (incluida la tiranía invasiva de las jeringuillas, cánulas, sondas o soportes técnicos, respiradores, etc.), el sopor de la sedación, la consciencia anulada, la postración incomunicante, la inmovilización y el aislamiento, la integridad desgajada y deformada por úlceras, tejidos infectados o necrosados, y la proximidad de la muerte ostensible en el deterioro físico (debilidad e incapacidad hasta para las tareas más elementales, decrepitud) y psíquico (deterioro mental, desánimo y perturbación de la conducta).

De modo que, aunque el dolor y el sufrimiento tienen componentes físicos y psíquicos, se puede decir:

-que *el dolor* es, sobre todo, físico, y si no se elimina puede convertirse en el principal padecimiento y temor del enfermo.

-que *el sufrimiento* es predominantemente psicológico y afecta con mayor incidencia a las áreas de los sentimientos y emociones, al ámbito de expresión de la dignidad y la autoestima personal.

5. *Definiciones apropiadas*

La eutanasia ha sido objeto de las más variadas definiciones, producto de intenciones diversas o la desinformación. Por ello es exigible no calificarla de forma improcedente o imprecisa, y, por el contrario, definir la eutanasia como lo que realmente es, librándola de términos equívocos e incorrectos (activa, pasiva, indirecta, directa, por omisión) o definiciones rebuscadas (cacotanasia, adistanasia, ortotanasia, etc.) que no tienen nada que ver con ella y tan sólo contribuyen a crear confusión en las deliberaciones y la toma de decisiones que procedan.

De igual forma, es preciso definir el suicidio asistido, señalar qué enfermos pueden solicitarlo y bajo qué requisitos, y dejar meridianamente claro que nunca será una práctica a la que se pueda recurrir de modo indiscriminado y en cualquier circunstancia.

6. *Legislación necesaria y procedente*

Se precisa una ley que despenalice la eutanasia y el suicidio asistido en supuestos bien determinados, y regule sin vacíos la negativa del paciente a un tratamiento o su suspensión, en correspondencia con la dignidad, los derechos humanos y la libertad de las personas enfermas, para que puedan decidir según sus convicciones; y ello sin que los médicos o cooperadores sean penalizados.

No se pueden negar los derechos personalísimos[2] aduciendo que con su ejercicio se comenten o se pueden cometer abusos. Tal formulación es perversa, pues su aplicación desbarataría o haría imposibles la mayoría de las actividades humanas y sociales. Por lo demás, tales pretextos evidencian que los que los formulan, postulan y propagan desconfían de la Sociedad o no creen en ella. En un Estado de Derecho bien gobernado, la normativa sobre derechos humanos y las leyes de obligado cumplimiento son el recurso ejemplarizante de convivencia para armonizar y regular las actividades de los ciudadanos, e impedir o castigar los abusos si procediera hacerlo.[3]

7. *Testamentos vitales* sin limitaciones

Si una persona, enferma o no, decide dar instrucciones sobre cómo desea ser atendida en el trance de morir, lo hace *porque quiere morir de la forma elegida* cuando llegue el

---

[2] Ver: Derechos de la persona, página 25.

[3] Ya en la Declaración Bioética de Gijón (I Congreso Mundial de Bioética de la Sociedad Internacional de Bioética (SIBI), año 2000) se expresó: “El debate ético sobre el final de la vida debe proseguir, con el fin de profundizar en el análisis de las diferentes concepciones éticas y culturales en éste ámbito y de analizar las vías para su armonización”. En el presente texto van mi criterio y propuestas.

momento en que las instrucciones hayan de cumplirse y no esté en condiciones de psíquicas de hacerlo por sí misma. En suma, llegado el momento lo que desea es poder morir según sus convicciones.

Los Testamentos Vitales han supuesto un paso importante como expresión de la dignidad en el ejercicio de las libertades de las personas enfermas, y un estímulo a la deliberación abierta y objetiva sobre los derechos humanos, la eutanasia y el suicidio asistido. Sin embargo, por lo establecido en dichos documentos u otros procedimientos de manifestación previa de la voluntad del paciente (ante testigos, notario o juez), éste no siempre podrá ver satisfecha su voluntad y los médicos estarán impotentes para hacerla cumplir, lo que además de representar una frustración a la dignidad y un freno a la libertad de los enfermos, pone en evidencia un vacío legal que hay que corregir para que los médicos o cooperadores que les asistan no incurran en ilegalidad, a lo que pretendo contribuir con una propuesta legislativa concreta.

II La vida

La vida de los seres u organismos está determinada por su existencia activa, estado que implica la realización de sus funciones y la manifestación de conductas desde que nacen hasta su muerte.

La *conducta* o *comportamiento* del ser humano se diferencia de la de otros organismos porque el hombre dispone de *consciencia* o *proceso consciente* que le capacita para el ejercicio de la *razón* o *raciocinio*. Valiéndose de la razón, durante su transcurrir evolutivo el ser humano se ha dotado de la *cultura*, memoria histórica, colectiva e individual de la especie resultado de los hechos ocurridos, desarrollados, transmitidos y acumulados.

La vida de las personas tiene dos vertientes claramente definidas e inseparables:

a) La *vida biológica*, el ser u organismo morfológico y funcional (el cuerpo humano viviente), sigue el proceso denominado *desarrollo*, que, desde su inicio en la fase preembrionaria, cursa con la gestación, el nacimiento y las etapas posteriores (niñez, juventud, madurez, envejecimiento y ancianidad) y termina con la muerte. En suma, la vida biológica es un proceso que indefectiblemente se acaba con la muerte, después de pasar por las etapas antedichas, o, en muchos casos, solamente por parte de ellas.

b) La *vida histórica*, lo mental, espiritual, cultural y propio de cada uno de los individuos de nuestra especie.[4]

En las etapas evolutivas recientes nos hemos abastecido de *atributos* que consideramos *cualidades específicas de "lo humano"*, con la *dignidad* como exponente troncal de la que emanan derechos, libertades y deberes. Los *atributos* o *valores humanos* que tenemos por exclusivos son, en consecuencia, una adquisición cultural de la Humanidad e indispensables para la convivencia.

La *vida* y el *vivir* no son lo mismo. *La vida* de una totalidad psicofísica global humana (biológica e histórica) es la experiencia vital conjunta del existir corporal y anímico, en el tiempo y en el espacio. *El vivir* es la experiencia de cada instante de la vida mientras se mantiene, el reconocimiento y goce del cuerpo, la expresión autónoma de la dignidad, el desarrollo libre de nuestra personalidad, la manifestación de los afectos, emociones e ilusiones, la relación social, la participación y la comunicación que deseamos, sabemos, podemos o nos está permitido hacer; es también la enfermedad, el dolor y el sufrimiento.

> Hay que repetir constantemente que *la muerte no es un hecho independiente de la vida sino consustancial a ella (como el nacimiento) y de la que no puede prescindirse.* Reconocer dicha evidencia es determinante, pues si expresamos tener el derecho a una *vida digna* indisociablemente lo estamos haciendo al derecho a una *muerte digna.*

La vida tiene correspondencia con su momento último, el dejar de ser. Hablamos, por ello, de:

a) La muerte biológica o física, determinada por el daño irreversible del tronco cerebral, que cursa con descerebración y

[4] O "vida biográfica", según James RACHELS: The End of Life: Euthanasia and Morality. New York: Oxford University Press, 1986

electroencefalograma (EEG) que no muestra actividad, plano (muerte cerebral).

b) La muerte histórica o biográfica es la detención definitiva de cada andadura cultural, espiritual, creativa, cualesquiera que sea su duración y amplitud de contenidos. Toda historia individual tiene páginas escritas, y deja sin excepción una huella de la que el nacer, el vivir, el morir y la muerte forman parte.

La muerte biológica y la histórica no siempre coinciden. Puede servir de muestra la situación del paciente no terminal, con invalidez y dependencia total de otros, para el que "la vida carece de sentido" y se considera una persona terminada sin nada que aportar a su historia y a la sociedad, aunque su vida biológica en algunos casos se mantenga fundamentalmente con alimentación y artificios técnicos, lo que podremos llamar "vida tecnológica".

La muerte y el morir tampoco tienen el mismo significado. El morir natural o por enfermedad terminal es el estado del corto transcurso que precede a la muerte, son las últimas páginas del libro de una vida personal que se cierra; y, en los enfermos terminados es el sufrimiento psíquico permanente por existir en un cuerpo preso de graves limitaciones. La muerte, en ambas circunstancias, es el cese definitivo de la vida global.

Persona, sociedad, estado

El naturalista Karl Linneo introdujo en el año 1758 el concepto *especie* y calificó a la nuestra como el *homo sapiens sapiens*, el hombre inteligente, mamífero del orden de los primates y la familia de los homínidos dotado de una *consciencia* peculiar.

La *consciencia* o *entendimiento* es el conjunto de capacidades o facultades físicas y psíquicas que se originan y manifiestan en unas estructuras corporales, en particular en el neocórtex (cerebro nuevo o reciente) del Sistema Nervioso Central (SNC). Cada uno y todos los elementos que configuran la consciencia se vinculan al *proceso consciente*, ligado al hecho integrador psicofísico del ser.

La del hombre es una consciencia con capacidades para elaborar la *razón*, recurrir a ella y expresarla o ejercitarla de forma racional o irracional, entendidas como exclusivamente atinentes a lo "humano". La consciencia implica para la mente el conocimiento por cada individuo de su existencia (el *yo corporal* y el *yo psíquico*, relacional y afectivo) y la de todo lo demás, de los estados personales y de sus actos.[5]

Consciencia y *conciencia* no son lo mismo; la segunda es una faceta subjetiva, o *autoconciencia*, de las actividades del proceso consciente del hombre que afecta a los *valores éticos* y los *juicios morales* propios del ser cultural que somos.

La razón es la "facultad de la consciencia o entendimiento que nos permite concebir, conocer y comprender los hechos y las cosas, compararlos, enjuiciarlos, establecer relaciones entre ellos, inducir y deducir, analizar y sintetizar". Dicho con carácter generalizador, la razón es el *pensamiento* o *capacidad de pensar*, y está ligada íntimamente al *potencial discursivo* en sus vertientes natural y cultivada. Un *razonamiento* o *acto de razonar* es el "conjunto de conceptos dirigidos a demostrar algo, una operación crítica del entendimiento con la que se comparan ideas conocidas para determinar sus relaciones"; dicho de otro modo, "un ejercicio mental de carácter discursivo formado por juicios o facultades del entendimiento por las que el hombre puede distinguir lo verdadero de lo falso y el bien del mal como han sido establecidos por él".

---

[5] La consciencia tiene un triple componente: el vegetativo o involuntario traducido en los automatismos; el sensitivo y sensorial responde a los estímulos que nos llegan por los receptores de la sensibilidad (piel, músculos, etc.) y por los órganos de los sentidos (olfato, gusto, tacto, vista, oído); y el volitivo o voluntario es consecuencia del raciocinio.

Lo racional hace referencia a la cualidad perteneciente, ajustada o relativa a la razón y fundada en ella, y respecto de los atributos (méritos o valores) que el hombre se asigna como específicos se identifica con lo que es conforme con *lo humano*: la *dignidad,* el atributo troncal, y derivados de ella, los derechos, libertades y deberes humanos; la *irracionalidad* socava esas aspiraciones, daña la dignidad y nos denigra.

La persona

La *persona* (natural o física), sujeto social y de derecho, "es el individuo de la especie humana con las facultades, derechos y responsabilidades que le reconocen las leyes". La *personalidad* es lo individual que diferencia a una persona de otra.

La persona es social fundamentalmente por hacer, por su vida relacional, su actividad, su creatividad, su participación y su contribución a la sociedad.

¿Desde cuándo somos personas?

Puesto que nuestra Constitución establece que "*todos* tienen derecho a la vida" (Artículo 15), se ha planteado si la expresión *todos* también hace referencia a los no nacidos.

La Sentencia 53/85 del Tribunal Constitucional sostiene en su Fundamento jurídico 6º que "la palabra *todos* utilizada en otros preceptos constitucionales (Artículos 27, 28, 29, 35 y 47) hace referencia a los nacidos", y que "en cuanto a la interpretación del Artículo 15 de conformidad con la Declaración Universal de Derechos Humanos y el Artículo 2 del Convenio Europeo para la Protección de los Derechos Humanos y las Libertades Fundamentales, la utilización que de dicha expresión (*todos, toda persona*, *everyone* o *toute personne*) se hace en el Convenio y el contexto dentro del cual se emplea en el mencionado Artículo 2, lleva a sostener que se refiere a las *personas ya nacidas* y no es aplicable al nasciturus (el que va a nacer)".

Nuestro Código Civil establece en su Artículo 29 que: "El nacimiento determina la personalidad; pero al concebido se le tiene por nacido para todos los efectos que le sean favorables, siempre que nazca en las condiciones que expresa el artículo siguiente"; y en el Artículo 30: "Para los efectos civiles, sólo se reputará nacido el feto que tuviere figura humana y viviere veinticuatro horas enteramente desprendido del seno materno".

Ya quedó dicho con anterioridad: *la persona es la institución natural en que se fundamenta el sistema de convivencia*, y sin ella no serían realidad otras instituciones naturales (la familia y la sociedad) ni las sobrevenidas artificiales (los Estados y los Gobiernos).

El ciudadano es "la persona considerada como miembro activo de un Estado, titular de derechos políticos y sometido a sus leyes". Protagonista principal de la sociedad, de un modo u otro el ciudadano siempre está presente, diríase que todos los asuntos le conciernen y repercuten: es el titular de derechos, libertades y deberes, el profesional[6], el trabajador, el usuario de los servicios, el consumidor de bienes, etc., y, tratándose de la salud, el que recibe la asistencia y prestaciones.

Derechos de la persona

La persona tiene *derechos personalísimos* precisamente *por ser persona* (por su condición de institución natural) *y por su dig-*

[6] Es un profesional el que profesa, enseña o ejerce una ciencia, arte u oficio, en definitiva, el que cultiva o utiliza ciertas disciplinas en base al estudio y la práctica constantes. Su profesionalidad le obliga a extremar el celo que guía su conducta, su autonomía solidaria y su responsabilidad, sin desentenderse sino ajustándose estrictamente al respeto de los derechos personales de los demás. Los equipos asistenciales sanitarios y sociales representan un rol fundamental en la atención a los enfermos.

nidad. Son derechos y libertades fundamentales previos a los del Estado (derechos positivo, público, político, civil, penal, laboral, administrativo, etc.) y "vinculan a todos los poderes públicos", que deben respetarlos y protegerlos.

Procede resaltarlo: toda persona ostenta la titularidad de los *derechos personalísimos* por el hecho de ser persona y por su dignidad humana. Los derechos fundamentales están reconocidos en la Declaración Universal de Derechos Humanos (y en otros Tratados, Pactos y Acuerdos internacionales) y en las Constituciones de los países que los han ratificado.

-Así, en la Constitución Española: "La *dignidad* de la persona, los *derechos inviolables que le son inherentes*, el libre desarrollo de la personalidad, el respeto a la ley y a *los derechos de los demás son fundamento del orden político y de la paz social*" (Artículo 10.1).

-Y la Carta de los Derechos Fundamentales de la Unión Europea (Comunidades Europeas, Diario Oficial de 18.12.2000), que representará el primer pilar de la Constitución Europea, "afirma una serie de *derechos universales inalienables*, que los órganos y Estados Miembros de la Unión Europea no pueden limitar, y a los que los individuos no pueden renunciar; *derechos que trascienden la ciudadanía, siendo consustanciales a la persona como tal, y existen incluso en el caso de que las leyes nacionales no prevean su protección*; la articulación general de estos derechos es suficiente para permitir que la gente exija que sean traducidos en garantías y procedimientos concretos".

La titularidad de los derechos personalísimos durante la vida no se pierde nunca, ya que:

-son inherentes a la persona desde que nace

-no son transmisibles (intrasmisibilidad)

-no se puede renunciar a ellos (irrenunciabilidad)

-no prescriben, ni siquiera por declaración legal de incapacidad (imprescriptibilidad)

-son inexpropiables e inembargables

-solamente se extinguen con la muerte

Ejemplos de derechos personalísimos:

-derechos que conciernen a la esfera física o vida biológica: a la *vida*, a la libertad, a la integridad física, a la seguridad, a no sufrir tratos inhumanos o degradantes, a la *disponibilidad del propio cuerpo,* etc.

-derechos a la especificidad e individualidad: a la identidad, a un nombre y apellidos, estado civil, domicilio, profesión, patrimonio.

-derechos morales: a la integridad moral, al honor, al libre desarrollo de la personalidad, a la intimidad personal (y familiar), a la propia imagen, etc.

De la inexcusable protección de los derechos y libertades fundamentales se colige que *la persona nunca debe perder* (salvo, y con los matices a cada situación, que su conducta ciudadana sea antisocial y delictiva).

Sociedad y Estado

La persona *se organiza en función suya*, de modo que de ella y para ella surgen la familia, la sociedad y el Estado, organizaciones que no serían posibles sin las personas, y tampoco lo sería el reconocimiento del territorio (país, nación) en que se organizan.

Quedó ya dicho: el ser humano es por naturaleza relacional y social, y la sociedad (con la familia) que constituye, un hecho natural. La *Sociedad* (*civil*) es la "reunión permanente de personas (familias, pueblos o naciones) que conviven entre sí, se organizan para cumplir ciertas tareas y desarrollan una cultura determinada". En suma, es la "agrupación natural o pactada de individuos, con el fin de cumplir, mediante la mutua cooperación, todos o algunos de los fines de la vida".[7] Desde una perspectiva global la *sociedad real* es la Humanidad o, si se refiere a partes de ella, es un "grupo humano básico, extenso, activo, con una continuidad histórica y un conjunto de relaciones internas o sociales con el objetivo, fundado en la cooperación, de la realización de sus intereses esenciales".

El *Estado* y el *Gobierno* son formas artificiales de organización de las personas (el *pueblo*). En este sentido, la Constitución Española establece que "la soberanía nacional reside en el *pueblo* español, del que emanan los poderes del Estado" (Artículo 1.2.), y, "la justicia emana del *pueblo*" (Artículo 117.1).

El *Estado* es la "organización o cuerpo político de los ciudadanos de un territorio propio (la nación, el país) con poder soberano e independiente, regido por un Gobierno que hace las leyes o normas y a cuyas decisiones el conjunto de sus habitantes están sometidos en asuntos concretos". Así pues, el Estado es algo sobrevenido, por otra parte cambiante a lo largo de la historia del hombre, en que se presenta con modelos numerosos y distintos. Un *Estado de Derecho* es "el Estado democrático en que *los poderes públicos* íntegramente *se someten a las leyes* y *reconocen las garantías constitucionales*".

El *Gobierno* (de carácter absoluto, parlamentario, representativo) "es el órgano superior que detenta el poder ejecutivo (dirige un país) de un Estado o comunidad política". Al igual que los Estados, los Gobiernos cambian y las leyes (en cuya aprobación no participan directamente los ciudadanos) también, modificadas, derogadas o sustituidas por otras. En España (Constitución, Artículo 97): "El Gobierno *dirige* la política interior y exterior, la administración civil y militar y la defensa del Estado. Ejerce la función ejecutiva y la potestad reglamentaria de acuerdo con la Constitución y las leyes".

[7] HOBBES, Thomas (1588-1679): Leviatán; Rousseau, JEAN J.: El contrato social (1712-1778).

Estado y Gobierno no son fines en sí mismos, sino en función de las personas. En suma, son instituciones que deben servir a las personas (el *pueblo*) y no al revés, de ahí que la *confianza* que depositan en ellas las personas (cuando el sistema político lo permite) ha de corresponderse con el inequívoco *compromiso* de esos *sus* estamentos de proteger y gestionar adecuada y eficazmente *sus* intereses individuales y colectivos. Estados y Gobiernos, en definitiva y ante todo, deben tener presente a la persona, y garantizar que en su condición de ciudadano *nunca debe perder.*[8]

Las personas serán ciudadanos plenos cuando los Estados y Gobiernos cumplan la tarea que ellas les encomiendan, no otra que velar por su dignidad y bienestar, lo que significa velar para que sus derechos y libertades fundamentales no sean anulados o constreñidos en tanto se atengan a las leyes justas y a la convivencia democrática en paz.

[8] En estos tiempos se está solapando u olvidando que la empresa esencial del ser humano es él mismo como persona y, derivado de esa condición, como ciudadano.

III Dignidad humana y derechos fundamentales

La dignidad humana

La *dignidad humana* es el atributo *distintivo* de las cualidades propias de lo que consideramos "humano", un realce o excelencia proporcionada al mérito y condición de la persona, que se ha reafirmado en el último tramo evolutivo de nuestra especie.

Tenemos por digno "al/lo que merece algo", y al ser la dignidad humana una cualidad de digno es *sinónima de calidad* (*personalidad*) y comprende "cada uno de los caracteres o circunstancias, naturales o adquiridos, que distinguen a las personas".

Sin la dignidad, "lo humano" que nos define quedaría despojado de su referencia primordial e insustituible, desvalido y a merced de "lo animal", herencia que nunca podremos borrar y que la dignidad atempera y humaniza. Seríamos animales dotados para el ejercicio de una razón torpe y malversadora, que al privarnos de la dignidad y manifestarse sin tenerla en cuenta dejaría a sus albedríos (sin espejo y meta en que reflejarse para modularse y facilitar la convivencia humana) a los derechos, libertades y deberes de las personas.

La dignidad humana está recogida y reconocida en varios documentos internacionales ratificados por los Gobiernos de numerosos países, y reflejada en sus normas internas.

*En la Declaración Universal de Derechos Humanos. Preámbulo: "la libertad, la justicia y la paz en el mundo tienen por base el reconocimiento de la *dignidad intrínseca y de los derechos iguales e inalienables* de todos los miembros de la familia humana"; y, "los pueblos de las Naciones Unidas han reafirmado en la Carta su fe en los derechos fundamentales del hombre, en la *dignidad* y *el valor de la persona humana* y en la igualdad de derechos de hombres y mujeres, y se han declarado resueltos a promover el progreso social y a elevar el *nivel de vida* dentro de un concepto más amplio de *libertad*"; Artículo 1º: "Todos los seres humanos nacen iguales en *dignidad* y derechos".

*En el Pacto Internacional de Derechos Civiles y Políticos. Preámbulo: "*La libertad, la justicia y la paz* en el mundo tienen por base el reconocimiento de la *dignidad inherent*e a todos los miembros de la familia humana y de sus derechos iguales e inalienables", y se reconoce "*que éstos derechos se derivan de la dignidad inherente a la persona humana*".

*En la Constitución Españo*la*: "*La dignidad de la persona, los derechos inviolables que le son inherentes,* el libre desarrollo de la personalidad, el respeto a la ley y a los derechos de los demás son fundamento del orden político y de la paz social" (Artículo 10º.1).

*En la Convención de Asturias de Bioética sobre los Derechos Humanos y la Biomedicina (Consejo de Europa), abierta a la firma en Oviedo el 4.4.97: "Convencidos de la necesidad de respetar al ser humano no sólo como individuo sino también en su pertenencia a la especie humana, y reconociendo la importancia de garantizar su *dignidad*"; "resueltos a tomar las medidas adecuadas al objeto de *garantizar* la *dignidad del ser humano* y *los derechos y libertades fundamentales de la persona* respecto a las aplicaciones de la biología y de la medicina" (Preámbulo); y, "las Partes de la presente Convención protegen al ser humano en su *dignidad* y su identidad y garantizan a toda persona, sin discriminación, el respeto de su integridad y de sus otros derechos y libertades fundamentales en relación con la aplicación de la biología y de la medicina" (Artículo 1).

-La Ley 14/1986 General de Sanidad (Artículo 10): "Todos tienen los siguientes derechos con respecto a las distintas administraciones públicas sanitarias: 1. Al respeto a su personalidad, *dignidad humana* e intimidad, sin que pueda ser discriminado por razones de raza, de tipo social, de sexo, moral, económico, ideológico, político o sindical".

-La Ley 41/2002 básica reguladora de la autonomía del paciente y los derechos y obligaciones en materia de información y documentación clínica (Artículo 2. Principios básicos): "1. La *dignidad de la persona humana*, el respeto a la *autonomía de su voluntad* y a su intimidad orientarán toda la actividad...".

Los Estados adoptan formas distintas, los Gobiernos, los Parlamentos, las leyes se modifican o se derogan y las instituciones se suceden y alternan, pero la dignidad de la persona no se altera; y aunque los derechos fundamentales que emanan de ella se extinguen con la muerte de cada uno o se le ninguneen en vida como si no existieran, la dignidad humana permanece y perdura indefectiblemente en la humanidad; en suma, aunque pueda estar sometida a los vaivenes de Estados, Gobiernos o ideales de paso, *la dignidad* los sobrevive, intacta, porque *es la médula y esencia de nuestro ser, lo que somos cada persona por encima de cualquier otra consideración.*

El derecho

El Derecho, o "principios, preceptos y normas que regulan las relaciones humanas en toda sociedad civil basada en el orden y la justicia, y a cuya observancia los ciudadanos pueden ser compelidos por la fuerza", constituye el conjunto de normas jurídicas que regulan la convivencia, normas o principios jurídicos que no pueden anular, sustituir o menoscabar los derechos fundamentales de la persona, al ser irrenunciables.

Por su rango jurídico superior los derechos de la persona van más allá del *derecho positivo* (el que establecen las leyes y vigente en un país o territorio determinado) y del *derecho político* (el que regula el orden y funcionamiento de los poderes del Estado y sus relaciones con los ciudadanos) y les preceden, por lo que los últimos han de ser forzosamente compatibles con ellos. En consecuencia, una de las obligaciones inexcusables del Estado debe ser proteger a la persona contra cualquier indefensión o agresión a su dignidad y a los derechos y libertades fundamentales que de ella emanan.

La realidad cotidiana es bien distinta. El respeto a los derechos y libertades fundamentales y su desarrollo efectivo se pone a prueba constantemente:

*Por parte del ciudadano, cuando burla o maltrata las leyes y puede ser obligado a cumplirlas, si bien aun así no se extinguirán sus derechos fundamentales en tanto que persona.

*Por parte de los Estados, al desoír la confianza recibida del pueblo, incumpliendo o desvirtuando el mandato constitucional. Los derechos de la persona son brusca (por la fuerza) o paulatinamente (por dejadez, comodidad, desconocimiento, indiferencia) engullidos por el Estado, cada vez más expansivo en competencias (las de carácter social, plenamente justificadas), un estatalismo creciente y preocupante con el que, obligada o acomodada, *la persona pierde*, y, pese al barniz de la *democracia aparente* (donde la democracia exista) es cada vez más *ciudadano cautivo* en una *sociedad cautiva* de su vasto y complejo entramado de intereses, desentendidos frecuentemente en mayor o menor grado de la dignidad humana.[9]

Esa pérdida indeseada colisiona con el mandato de la propia Declaración Universal de los Derechos Humanos, al

[9] Marcelo PALACIOS: Evolución y violencia. La sociedad cautiva. Cuadernos de Investigación Foro Jovellanos, 2007. Gráficas Apel, Gijón.

establecer (Artículo 30): "Nada en esta Declaración podrá interpretarse en el sentido de que confiere derecho alguno al Estado, a un grupo o a una persona, para emprender y desarrollar actividades o realizar actos tendentes a la supresión de cualquiera de los derechos y libertades proclamados en esta Declaración".

Derechos humanos fundamentales

Son *derechos fundamentales humanos* "los que por ser inherentes a la *dignidad* que reconocemos a la persona y necesarios e indispensables para el libre desarrollo de la personalidad, son irrenunciables e inalienables y están recogidos normalmente en las Constituciones modernas, asignándoles un alcance jurídico superior en la pirámide legislativa". Con la Revolución francesa se definieron en gran parte (Constitución de 1791), y la Declaración Universal de los Derechos del Hombre, firmada en Nueva York en 1948 con los auspicios de las Naciones Unidas, los reconoce, comprometiéndose los Estados que la suscriben a respetarlos y hacerlos universales y efectivos, lo que también está refrendado en otros Convenios, Acuerdos o Pactos Internacionales.

La Constitución Española del año 1978 incorpora y hace suyos los Derechos Humanos en toda su extensión: "Las normas relativas a los derechos fundamentales y a las libertades que la Constitución reconoce, se interpretarán de conformidad con la Declaración Universal de los Derechos Humanos y los Tratados y Acuerdos Internacionales sobre las mismas materias verificados por España" (Artículo 19. 2). Y: "Los Tratados Internacionales válidamente celebrados, una vez publicados oficialmente, formarán parte del ordenamiento interno" (Artículo 96.1).

Los Derechos humanos no son absolutos

La Declaración Universal de Derechos Humanos (Artículo 29) establece las excepciones: "En el ejercicio de sus derechos y en el disfrute de sus libertades, *toda persona estará solamente sujeta a las limitaciones establecidas por la ley* con el único fin de asegurar el reconocimiento y respeto de los derechos y libertades de los demás y que se satisfagan las justas exigencias de la moral, el orden público y el bienestar general de la sociedad democrática".

Según la Convención de Asturias de Bioética, en el Artículo 26.1: "El ejercicio de los derechos y las disposiciones contenidos en la presente Convención *no pueden ser objeto de otras restricciones* que aquellas que, previstas por la ley, constituyan las medidas necesarias, en una sociedad democrática, para la seguridad pública, la prevención de infracciones penales, la protección de la salud pública y la protección de los derechos y libertades de otro".[10]

Derecho a la vida

Sin la vida no podrían ser ejercitados los demás derechos. El derecho a la vida es el derecho humano por excelencia. Afirma la Declaración Universal de Derechos Humanos que: "Todo individuo tiene *derecho a la vida*, a la libertad y a la seguridad de su persona" (Artículo 3º); y la Constitución Española: "*Todos tienen derecho a la vida* y a la integridad física y moral, sin que en ningún caso puedan ser sometidos a tortura ni a penas o tratos inhumanos o degradantes. Queda *abolida la pena de muerte*, salvo lo que puedan disponer las leyes penales militares para tiempos de guerra" (Artículo 15).

---

[10] Así las cosas, los Estados que minusvaloran los Derechos Humanos o se desentienden de ellos, aunque sean tenidos por tales no son Estados democráticos de Derecho; tan solo son Estados democráticos de Derecho aparentes.

Con demasiada frecuencia se olvida o soslaya que la expresión *derecho de todos a la vida* significa inexcusablemente *el derecho de cada persona a su propia vida* (desde el principio hasta el fin) y a administrarla y desarrollarla por sí misma como persona autónoma, no el de los demás a decidir unilateralmente sobre ella. En suma, a protegerla, sí, pero en ningún caso hasta el punto que otros (la Sociedad, el Estado) se pretendan sus propietarios.

Está fuera de toda duda que el derecho a la vida comporta el *derecho a la vida digna*, del que es parte el *derecho a una muerte digna* al ser la muerte consustancial a la vida, tal y como cada persona expresa su dignidad y ejerce su libertad en ese trance; si bien, incomprensiblemente, ese derecho a la muerte digna de la gran mayoría de las personas todavía no está reconocido en muchos Estados respecto de la eutanasia y el suicidio asistido que solicitan algunas personas.

El concepto *calidad de vida* del enfermo terminal o del enfermo sin afanes y motivaciones vitales (*persona terminada*), que a veces se maneja, tiene bastante de irreal, por lo que debiera hablarse del modo más humano y digno para sobrellevar el sufrimiento del morir y de la muerte en el primero, y el sufrimiento del vivir puramente biológico y su "no existir" en el segundo. Se trataría en lo posible del *bienestar* del enfermo (*estar entre los bienes* que considera tales en esos momentos cruciales: consciencia lúcida; dignidad y libertad respetadas; sentirse autocrítico, sabedor de su verdad y realidad, su deterioro o su destino final: el dolor físico anulado; una actividad razonable para culminar cuestiones pendientes; la liberación de artificios técnicos, respiradores artificiales, diálisis, goteros, sondas, férulas: el cuerpo conservado lo más íntegro posible, sin llagas ni decrepitud; no depender de otros en las funciones fisiológicas elementales; la intimidad preservada, el afecto familiar, de amigos y de cuidadores, la espiritualidad atendida, etc.).

La vida, valor relativo

Los derechos fundamentales humanos *no son absolutos*, ya quedó dicho que tienen sus límites, incluso el derecho a la vida.

De la Declaración Universal de Derechos Humanos, la Convención para la Salvaguardia de los Derechos del Hombre y de las Libertades Fundamentales, y la Convención de Asturias de Bioética, se extraen las excepciones en que se reconoce el valor relativo de la vida. Partiendo del aserto "la muerte no puede ser infligida arbitrariamente ni intencionalmente", sirvan de ejemplos de muerte infligida a otros sin responsabilidad legal para los que la causan:

*El estado de necesidad, que justifique que sea absolutamente indispensable el recurso a la fuerza:

-en legítima defensa, defensa propia, etc.

-para asegurar la defensa de cualquier persona contra la violencia ilegal.

-para efectuar la detención legal o para impedir la evasión de una persona detenida

-para proteger el orden público o reprimir, de conformidad con la ley, una revuelta o insurrección

-la pena de muerte es legal en algunos países, en ejecución de una sentencia de pena capital pronunciada por un tribunal en el caso en que el delito está castigado por la ley.

*En España "quedó abolida la pena de muerte", si bien "salvo lo que puedan disponer las leyes militares para tiempos de guerra" (Constitución, Artículo 15).

*Algunos países, es el caso de Holanda, Bélgica y Luxemburgo, han legalizado la eutanasia y/o el suicidio asistido.

*Del modelo de Testamento Vital de la Conferencia Episcopal Española (26 de diciembre de 2004) se recoge: "Considero *que la vida* en este mundo es un don y una bendición de Dios, pero *no es el valor supremo absoluto*".

Derecho a la muerte digna

No hay un derecho a nacer, pero sí a la libertad del individuo y de la pareja humana "para originar descendencia", una libertad que no depende del que va a ser engendrado. Muchas veces un ser humano no surge del amor, sino de la disarmonía, la violencia, la ausencia de deseo de crearlo o la inexperiencia. En cualquier caso, todas las vidas tendrán un vivir y una muerte y, con independencia de los modos de generarse, son vidas dignas en todo su transcurrir.

Es voluntad de los seres humanos procurar que su muerte y la de sus próximos y prójimos ocurra de forma digna. Sin embargo, el derecho a la libertad para decidir la forma de la propia muerte en enfermedades y circunstancias individuales como las aquí tratadas es un *derecho personal* que no está reconocido en muchos países, aunque debiera estarlo.[11]

La aspiración a una vida humana digna también incluye, por sus vínculos inseparables, la muerte con dignidad. Pese a la rotunda evidencia de lo antedicho las reflexiones sobre la vida (ideológicas, confesionales, filosóficas, por ejemplo) se enfocan con bastante frecuencia sin aludir a la muerte, adjudicándole una valoración desligada y hasta distinta de la vida, especulaciones y teorías que, en cualquier caso, no deberían afectar a los derechos de las personas. Pero el daño es grave si tal interpretación de la muerte como ajena a la vida se traduce a leyes que, al negar y oponerse al derecho a la muerte digna elegida por los pacientes y sancionar al que coopere en ella, dañan la dignidad y los derechos fundamentales de las personas.

El enfermo no es solamente un cuerpo vivo, es la historia humana de una persona, y sólo a ésta atañe decidir (si les posible hacerlo) cómo y cuándo se debe cerrar esa historia. La

[11] Declaración de Lisboa sobre los Derechos del Paciente (34ª Asamblea Médica Mundial, Lisboa, Portugal, Setiembre/Octubre (1981):"e) El paciente tiene derecho a morir con dignidad".

eutanasia y el suicidio asistido responden a la dignidad y libertad para decidir por uno mismo. El Estado, la sociedad, el gobernante o el legislador no tienen derecho a incautar el modo de morir de algunos enfermos para ejemplarizar o sostener a ultranza unos valores o derechos abstractos o relativos, máxime si no causa quebranto social ni obliga a su cumplimiento a los que no lo comparten.

Derecho a la libertad y autonomía

La *Libertad* (con mayúscula, por ser la suma de distintas formas de libertad, ninguna de rango menor) es un derecho fundamental emanado de la dignidad humana y una de las grandes conquistas de la Humanidad (especialmente en los dos últimos siglos y, sobre todo, en la mitad final del siglo XX), aunque la libertad no sea respetada como debiera serlo por todos y en todas partes; más aún, la loamos y aparentamos defenderla, aunque en muchos casos la tememos, o peor, la limitamos o la anulamos a otros.

El derecho a la libertad está reconocido en:

*L*a* Declaración Universal de Derechos Humanos:

En los considerandos primero, segundo, quinto, sexto y séptimo se proclama el derecho a la libertad. Además, Artículo 1º: “Todos los seres humanos nacen libres”; Artículo 2º: “1.Toda persona tiene los derechos y libertades proclamados en esta Declaración”; Artículo 3º: “Todo individuo tiene derecho a la *libertad* y a la seguridad de su persona”; y Artículo 18º: “Toda persona tiene derecho a la *libertad de pensamiento, de conciencia* y de religión”.

*La Constitución Española, Artículo 1.1.: “España se constituye en un Estado social y democrático de Derecho, que propugna como valores superiores de su ordenamiento jurídico la *libertad*, la justicia, la igualdad y el pluralismo político”; Artículo 16.1.: "Se garantiza la *libertad* ideológica, religiosa y de culto de los individuos y las comunidades sin más limitación en sus manifestaciones que la necesaria para el mantenimiento del orden público protegido por la ley. 2. Ninguna confesión tendrá carácter estatal"; Artículo 17.1.: "Toda persona tiene derecho la *libertad* y la seguridad. Nadie puede ser privado de su libertad, sino con la observancia de lo establecido en este artículo y en los casos y en la forma previstos por la ley".

En otro ámbito: "*El derecho al ejercicio de la libertad* es propio de todo hombre, en cuanto *resulta inseparable de su dignidad de persona humana*. Este derecho *ha de ser siempre respetado*, especialmente en el campo moral y religioso, *y debe ser civilmente reconocido*" (365.1738 1747 Compendio de Catecismo de la Iglesia Católica 2005).

Consentimiento informado

Acto esencial en la cogestión de la salud y la enfermedad del paciente y el médico, el *consentimiento informado* es "la conformidad libre, voluntaria y consciente de una persona (paciente o usuario), manifestada en pleno uso de sus facultades después de recibir la información adecuada, para que tenga lugar una actuación que afecta a su salud".

La expresión "consentimiento informado", que debe ser entendido como un derecho del paciente y una obligación de los médicos de dar la información clara y suficiente, tiene su origen en la sentencia de 1957 del Tribunal Supremo del Estado de California (EE.UU.) en el caso "SALGO contra Leland Stanford Jr. University Board of Truste".

La libertad/autonomía del paciente implica: a), capacidad para decidir por sí mismo, y b), capacidad para autorizar o consentir.

Según cada caso, los pacientes pueden:

-expresar sus instrucciones personalmente
-haber hecho o no testamento vital
-haber manifestado previamente su voluntad ante juez, notario o testigos fiables.
-delegar la representación de su voluntad

Son algunas referencias legales:

*La Ley 14/86 General de Sanidad (Artículo 1O): "Todos tienen los siguientes derechos con respecto a las distintas administraciones públicas sanitarias:

-A la libre elección entre las opciones que le presente el médico responsable en su caso, siendo preciso el previo consentimiento escrito del usuario para la realización de cualquier intervención (nota: con excepciones).

*La Ley 41/2002, de autonomía del paciente, en lo concerniente al consentimiento informado y sus límites, y el consentimiento por representación, se expresa en los siguientes términos:

"Toda actuación en el ámbito de la salud de un paciente necesita el *consentimiento libre y voluntario* del afectado, una vez que, *recibida la información* prevista en el artículo 4, haya valorado las opciones propias del caso.

Todo paciente o usuario tiene *derecho a negarse al tratamiento, excepto en los casos determinados en la Ley.* Su negativa al tratamiento constará por escrito.

La prestación del consentimiento otorgado por representación será adecuada a las circunstancias y proporcionada a las necesidades que haya que atender, *siempre en favor del paciente y con respeto a su dignidad personal. El paciente participará* en la medida de lo posible en la toma de decisiones a lo largo del proceso sanitario.

El consentimiento será verbal por regla general. Sin embargo, se prestará por escrito en los casos siguientes: intervención quirúrgica, procedimientos diagnósticos y terapéuticos invasores y, en general, aplicación de procedimientos que suponen riesgos o inconvenientes de notoria y previsible repercusión negativa sobre la salud del paciente.

El consentimiento escrito del paciente será necesario para cada una de las actuaciones especificadas en el punto anterior de este artículo, dejando a salvo la posibilidad de incorporar anejos y otros datos de carácter general, y tendrá información suficiente sobre el procedimiento de aplicación y sobre sus riesgos.

El paciente puede *revocar libremente* por escrito su consentimiento en cualquier momento.

Se otorgará el *consentimiento por representación* en los siguientes supuestos:

a) Cuando a criterio del médico responsable de la asistencia el paciente no sea capaz de tomar decisiones, o su estado físico o psíquico no le permita hacerse cargo de su situación. Si el paciente carece de representante legal, el consentimiento lo prestarán las personas vinculadas a él por razones familiares o de hecho.

b) Cuando el paciente esté incapacitado legalmente.

c) Cuando el paciente menor de edad no sea capaz intelectual ni emocionalmente de comprender el alcance de la intervención. En este caso, el consentimiento lo dará el representante legal del menor después de haber escuchado su opinión si ha cumplido doce años. Cuando se trate de menores no incapaces ni incapacitados, pero emancipados o con dieciséis años cumplidos, no cabe prestar el consentimiento por representación. Sin embargo, en caso de actuación de grave riesgo, según el criterio del facultativo, los padres serán informados y su opinión será tenida en cuenta para la toma de la decisión correspondiente".

El Documento de Instrucciones Previas (vulgarizado como Testamento vital) a que hace referencia el Artículo 11 de dicha Ley es una formalización del consentimiento en los términos que estén legalmente establecidos, respetando en todo caso la dignidad del paciente, y su participación de forma directa en la toma de decisiones tanto como sea posible, o por representación.

Otros derechos fundamentales

Derecho a la igualdad

*Declaración Universal de los Derechos Humanos, Artículo 1: "Todos los seres humanos nacen libres e *iguales en dignidad y derechos* y, dotados como están de razón y conciencia, deben comportarse fraternalmente los unos con los otros"; Artículo 2.1: "Toda persona tiene todos los derechos y libertades proclamados en esta Declaración, sin distinción alguna de raza, color, sexo, idioma, religión, opinión política o de cualquier otra índole, origen nacional o social, posición económica, nacimiento o cualquier otra condición".

*Constitución Española, Artículo 14: "Los españoles son *iguales ante la ley*, sin que pueda prevalecer discriminación alguna por razón de nacimiento, raza, sexo, religión, opinión o cualquier otra condición o circunstancia personal o social".

Derecho a la identidad y libre desarrollo de la personalidad

*Declaración Universal de los Derechos Humanos, Artículo 26.1.: "Toda persona tiene derecho a la educación; 2. La educación tendrá por objeto el *pleno desarrollo de la personalidad humana* y el fortalecimiento del respeto a los derechos humanos y a las libertades fundamentales".

*Constitución Española, Artículo 10º.1: "La dignidad de la persona, los derechos inviolables que le son inherentes, el *libre desarrollo de la personalidad*, el respeto a la ley y a los derechos de los demás son fundamento del orden político y de la paz social".

*Convención de Asturias de Bioética, Artículo 1: "Las partes de este Convenio protegerán la dignidad e *identidad* de todo ser humano y garantizarán a toda persona, sin discriminación, el respeto de su integridad y demás derechos y libertades fundamentales con respecto a las aplicaciones de la biología y de la medicina".

Derechos a la intimidad, el honor y la propia imagen

*Declaración Universal de Derechos Humanos, Artículo 12: "Nadie será objeto de injerencias en su vida privada, su familia. Toda persona tiene derecho a la protección de la Ley contra tales injerencias".

*Constitución Española: "Se garantiza el derecho al honor, a la intimidad personal y familiar y a la propia imagen" (Artículo 18.1).

*Convención de Asturias de Bioética (Artículo 10.1): "Toda persona tiene derecho al respeto a su vida privada tratándose de informaciones relativas a su salud".

Derecho a no sufrir torturas o tratos inhumanos y degradantes

*Declaración Universal de Derechos Humanos. En el Artículo 3 establece que "todo individuo tiene derecho a la seguridad de su persona", y concreta el Artículo 5: "Nadie será sometido a *torturas ni a penas o tratos crueles, inhumanos o degradantes*".

*Constitución Española, Artículo 15: "Todos tienen derecho a la vida y a la integridad física y moral, sin que en ningún caso puedan ser sometidos a *tortura ni a penas o tratos inhumanos o degradantes*".

¿SE RESPETAN Y SON EFECTIVOS LOS DERECHOS HUMANOS?

Con su sentido común y su lenguaje directo tan alejado de los discursos grandilocuentes, las marañas legales o jurídicas o los monólogos o diatribas moralizantes, el ciudadano se pregunta a menudo si los derechos humanos son una realidad objetiva de cumplimiento exigible, o si son papel mojado que cada uno entiende y aplica según su poder y conveniencia, en suma, una farsa o barniz para vestir con aparente decoro actuaciones que los desoyen o maltratan. Así lo entiende el ciudadano, y plantea, incrédulo, en coloquios y encuentros:

-"Si los derechos personalísimos no se nos pueden quitar o anular ¿por qué se monta este revuelo con el derecho a morir como desearíamos cada uno?

-Basta ya de palabrería, no es cierto que todos somos iguales en dignidad y derechos, las diferencias y discriminaciones son evidentes.

-Si los derechos humanos establecen que todos somos iguales sin distinción alguna, y en unos países están legalizados la eutanasia y el suicidio asistido mientras que en otros están penalizados, pese a que unos y otros han ratificado la Declaración Universal de Derechos Humanos, ¿qué país los incumple, el que los incorpora a sus leyes o el que no los tiene en cuenta?

-¿Si países comunitarios como Holanda, Bélgica o Luxemburgo han aprobado leyes que regulan la eutanasia y/o el suicidio asistido, cómo es que la Unión Europea considera que no hay un derecho a la muerte digna? Si las leyes van en unos países por caminos distintos que en otros ¿qué podemos hacer la inmensa mayoría, turismo legislativo para que se atiendan nuestros derechos, como ocurre en el Reino Unido?

-Si los derechos humanos son inherentes a la persona, por ser persona y por su dignidad intrínseca, y hay Estados democráticos que los violan impunemente, ¿por qué lo permiten los Tribunales Internacionales?

-Se está desprestigiando a los derechos humanos, sometidos a cambalaches de todo tipo, comerciales, políticos, judiciales, etc. ¿Quién ampara realmente a los ciudadanos para que los derechos humanos sean efectivos, se respeten y se cumplan?

-En definitiva, si los Derechos Humanos se pueden interpretar según la conveniencia de los Estados y los Gobiernos de turno, es que no sirven para nada.[12]

En algunos países se han hecho encuestas y referendos sobre la muerte digna. ¿No es un auténtico contrasentido que, en última instancia, sea la dignidad la que es sometida a referendo o cuestación, cuando en sí misma es incuestionable?

[12] Dianne Pretty, de 43 años, con enfermedad neurodegenerativa e incurable, recurrió al Tribunal Europeo de Derechos Humanos para que su marido pudiera practicarle la eutanasia sin ser procesado, que en contra, manifestando "que es obligación del Estado proteger la vida", "que no puede obligar a un Estado a que autorice la eutanasia", "que el derecho a la vida no da un derecho a morir", "que no considera desproporcionado que la justicia británica no se comprometa a no perseguir al marido si la ayuda a morir", y "que establecer una distinción entre las personas que pueden suicidarse y las que no, socavaría seriamente la protección de la vida" (Ver CASUISTICA, página 158). Nota del autor: Ante afirmaciones tan sorprendentes se ha de plantear con rigor si el Derecho Comunitario puede permanecer indiferente o capear la cuestión de ese modo, máxime cuando varios países de la Unión Europea (Holanda, Bélgica y Luxemburgo) habían aprobado leyes autorizando la eutanasia y/o el suicidio asistido. Los ciudadanos no denunciamos los cambalaches que se realizan manipulando los Derechos Humanos con tal de no incomodar a ciertos Gobiernos.

IV Ante el morir y la muerte

El morir y la muerte son trances absolutamente personales, no se diseñan en un despacho si no es con fines literarios o por motivaciones extrañas a los enfermos.

Como médico que asistió a muchos pacientes y moribundos, de alguna manera participé en sus estados de ánimo y dolencias; en cierta forma he muerto con ellos, aunque era *su* sufrimiento y *su* muerte, no los míos. El sufrir y el morir de cada uno es un estado trascendente, una realidad íntima a cuya dimensión emocional y afectiva los ajenos, incluso los sanitarios, tan sólo podemos aproximarnos.

La conducta de cada persona ante la muerte se manifiesta en modos y fases diferentes debidos a circunstancias personales, culturales, sociales y políticas múltiples: la enfermedad/es que se padece/n, edad, estados físico y mental, estatus social y familiar, situación económica, país y medio en que vive (rural, urbano, asentamiento), ciudadanía (desplazado, oriundo), tipo de sociedad (de un Estado social y de derecho o no, desarrollada, poco desarrollada, en paz, en la violencia o sus secuelas de guerra, terrorismo, etc.), coberturas asistenciales disponibles (seguridad social, sanidad pública, privada o ninguna, hospitalaria, de familia, asistencia social).

Considerando al paciente en su domicilio o centro sanitario o asistencial con las atenciones médicas y sociales debidas y la confortación familiar, en una aproximación a sus conductas:

a) Las reacciones del *enfermo terminal* a la muerte inevitable, próxima o inminente, pueden cursar por distintas etapas o formas más o menos imbricadas y alternantes:

-Desentendimiento del hecho (aparente o real), como si no le afectara, o no quisiera saber cuál es realmente la situación.

-Negativa a aceptar la gravedad de la enfermedad, muchas veces tras consultar a otros médicos ansiando que acaben por darle la razón y pueda mejorar o sanar.

-Indiferencia y pasividad; "tarde o temprano la muerte nos llega a todos"; alivio: "al fin dejaré de penar"; resignación: "no queda otro remedio que aceptarlo así"; demanda de respeto a la intimidad: "que nadie lo sepa hasta que llegue el momento"; temor al padecimiento físico; aceptación según el talante personal, o refugio y apoyo en la fe.

-Estados de depresión (un 25 % de los pacientes), ansiedad, irritabilidad, ira o desesperación, con pensamientos e incluso manifestaciones e intentos autodestructivos: "en este mundo ya no pinto nada", "soy un lastre para los demás".

Los desencadenan: retrasos en el diagnóstico, ineficacia de la terapéutica, trabas burocráticas, no recibir visitas (parientes, amigos, etc.), trastornos del sueño (en particular insomnio), sentimientos de desesperanza, remordimientos, comprobar la desfiguración y debilitamiento corporal (atrofias musculares, adelgazamiento, demacración, macilencia, edemas y ulceraciones hipostáticos o en tobillos etc., fatiga crónica) y su imagen ante los demás, angustia e inquietud, temor al hospital o al asilo, miedos y estados de pánico (a su despersonalización, al dolor, a la disminución y alteración de la capacidad mental, a la muerte), pérdida de control corporal e incontinencias (esfínteres, orina, heces etc.), efectos secundarios de otras patologías y de los tratamientos, preocupación por la situación y la economía familiar), crisis espiritual, autocrítica exagerada, desasosiego, desesperación, etc.

-Cambios de carácter y estado de ánimo, agitación e irritabilidad.

-Toma de consciencia de la realidad, "ponerse de acuerdo con uno mismo" idealizando cómo sobrellevar la enfermedad, aceptándola hasta la muerte natural o prefiriendo adelantarse a esta.

-Fase de agonía, generalmente en estado de inconsciencia.

b) Situación y circunstancias diferentes, son:

-Las del *enfermo no terminal* que padece una enfermedad o secuela de una grave lesión que le causa parálisis completa de las cuatro extremidades, con incapacidad por sí mismo para comer, beber, controlar las funciones fisiológicas (defecar, orinar) o realizar actos fundamentales en la vida (comer, beber, asearse, lavarse, peinarse, vestirse, caminar, moverse, hacer tareas manuales, etc.). Se mantiene lúcido pero es completamente dependiente de otros, y en general permanece postrado en cama cada segundo, cada minuto, cada hora de su existencia.

-Las de pacientes con patologías mentales tipo *demencias* o semejantes, que perturban y reducen progresivamente (a veces a lo largo de años) su capacidad cognitiva, hasta anularla.

-Las de pacientes sin percepción de la muerte por hallarse en estado de *coma* (periodo más o menos largo de obnubilación inconsciencia, que puede conducir al *estado vegetativo persistente*, *EVP*).

Muchos de los enfermos descritos manifiestan (o lo han hecho con anterioridad, en previsión de llegar a encontrarse en alguno de esos estados) que aceptan su realidad con mayor o menor resignación y encuentran en sí mismas y en el entorno asistencial, familiar, afectivo o religioso motivaciones para seguir viviendo hasta que llegue su final natural. Para otros, con el paso del tiempo la vida en esas circunstancias de honda soledad, amargura y desesperanza es un tortura, una cárcel biológica indigna de ser vivida, se consideran *persona termina-*

da y desean la muerte, preferible a su penoso y atormentado vivir, y la solicitan como una liberación y una restitución de su dignidad y autoestima.

-Las de pacientes bajo los efectos de la sedación (profunda) en la agonía o terminal.

El enfermo terminal

Definen al enfermo en fase terminal:

-Padecer una enfermedad incurable, progresiva y avanzada.

-Un pronóstico de vida no superior a 6 meses.

A ello se unen, o pueden hacerlo:

-Atravesar una etapa decadente, invalidante.

-El dolor (de origen neoplásico) generalmente intenso, casi constante, que acaba acaparando toda la atención del enfermo si no se elimina, que en la mayoría de los casos es posible.

-Aquejar dolencias o síntomas añadidos (vómitos, disnea o dificultad respiratoria, hemorragias, insomnio, estreñimiento, lesiones bucales y de la piel, sudoración, etc.).

-Padecer efectos secundarios de los tratamientos.

-La afectación emocional, de variable intensidad:

*en parte debida a la ansiedad y la angustia por la inminencia de la muerte, con sentimientos de temor, accesos de pánico, impotencia, desprotección, pesimismo, apatía, abatimiento, ofuscación, o desesperación, que también acaban repercutiendo en los familiares y el entorno asistencial.

*en suma, debida al sufrimiento global con alteraciones psíquicas como las citadas, expresión del efecto psicológico que provocan al paciente su deterioro general progresivo, la postración en cama y limitación del movimiento, los artificios técnicos que se le aplican, respiradores, sondas digestivas, cánulas (*la muerte tecnológica),* los síntomas antes descritos, los repetidos "pinchazos" y pruebas médicas cruentas, la renovación de vendajes en las necrosis y úlceras, los cambios de pañales, etc.[13]

Sobre la definición de enfermo terminal, y tomado de la *Guía de Cuidados paliativos* de la Sociedad Española de Cuidados Paliativos (SECPAL) en colaboración con la Sociedad Española de Medicina Familiar y Comunitaria (SEMFyC):

"En la situación de enfermedad terminal concurren una serie de características que son importantes no sólo para definirla, sino también para establecer adecuadamente la terapéutica.

Los elementos fundamentales son:

1. Presencia de una enfermedad avanzada, progresiva, incurable

2. Falta de posibilidades razonables de respuesta al tratamiento específico.

3. Presencia de numerosos problemas o síntomas intensos, múltiples, multifactoriales y cambiantes.

4. Gran impacto emocional en paciente, familia y equipo terapéutico, muy relacionado con la presencia, explícita o no, de la muerte.

5. Pronóstico de vida inferior a 6 meses.

Esta situación compleja produce una gran demanda de atención y de soporte, a los que debemos responder adecuadamente.

El CANCER, SIDA, enfermedades de la neurona motora, insuficiencia específica orgánica (renal, cardiaca, hepática etc.) cumplen estas características, en mayor o menor medida, en las etapas finales de la enfermedad clásicamente la atención del enfermo de cáncer en fase terminal ha constituido la razón de ser de los Cuidados Paliativos.

Es FUNDAMENTAL no etiquetar de enfermo terminal a un paciente curable potencialmente.

Nota: El tratamiento es integral y sintomático.

---

[13] Ver semejanzas en Sobre la muerte y los moribundos: Elizabeth KÜBLER ROOS, Editorial Grijalbo S.A., 1974.

La atención a la familia es muy importante".[14]

Los síntomas más frecuentes del enfermo terminal son el dolor, la disnea (dificultad respiratoria), el delirio, las hemorragias, las náuseas y vómitos, la astenia, etc., con frecuencia refractarios. La gran mayoría de los enfermos terminales mueren inconscientes.

El dolor

El dolor del enfermo terminal ha de ser entendido como parte del sufrimiento total, y cuyas causas son de naturaleza física y psíquica:

a) Causas físicas:

Se trata de patologías que pueden ser cancerosas o no, los efectos secundarios de cada enfermedad o tratamientos, somatización, trastornos del sueño (en particular, insomnio), debilidad o fatiga crónicas, etc.

El origen del dolor está fundamentalmente en el tumor[15], en su propagación con metástasis e invasión de estructuras

[14] INDICE DE LA GUÍA: 1. Introducción 2. Definición de enfermedad terminal 3. Objetivos y bases de la terapéutica 4. Principios generales de control de síntomas 5. Analgésicos, principios generales 6. Prejuicios sobre el uso de la morfina 7. Tratamiento del dolor 8. Tratamiento de síntomas digestivos 9. Alimentación y nutrición 10. Tratamiento de síntomas respiratorios 11. Cuidado de la boca 12. Información y comunicación 13. Atención a la familia 14. Los últimos días: atención a la agonía 15. Urgencias en Medicina Paliativa 16. Duelo 17. Organización de los Cuidados Paliativos 18. Bibliografía general recomendada.

[15] En España se producen unas 80.000 muertes anuales por cáncer, lo que supone el 25% de todas las muertes.
La oncoterapia o tratamiento del cáncer, que debe ser selectiva, segura y deseablemente eficaz, se dirige contra: el tumor, su crecimiento e invasión de tejidos, y contra las metástasis.
Algunas posibilidades terapéuticas, aisladas o complementarias son: la cirugía, la radioterapia, la quimioterapia, la hormonal, la combinada de algunas de esas (quimioradioterapia, es decir, quimioterapia + hormonal + radioterapia + cirugía), los inhibidores de la telomerasa, o creación/administración de células T inmunitarias.

u órganos, en las secuelas de la cirugía, la radioterapia y la quimioterapia, en el deterioro general o en causas ajenas al cáncer.

b) Causas psíquicas, y entre las más frecuentes la depresión, la ansiedad, los estados de irritabilidad e ira, etc.

Los *tipos de dolor* son: localizado, diferido, de desaferenciación por lesión del nervio, urente, a veces en puñalada, o incidente (que aumenta con la actividad y más difícil de aliviar).

En cuanto al *tratamiento del dolor*, hasta no hace mucho no mejoraba en el 50-80 % de los enfermos, en parte debido al deficiente manejo de los opiáceos en gran medida por temor a la dependencia (física o psíquica). Actualmente, con un tratamiento correcto y suficiencia analgésica (pautas de la *escalera analgésica,* administrada *reloj en mano, asistencia continua* de equipos médicos, cuidados intensivos o paliativos, Hospice[16], *medidas coadyuvantes*) y a la cooperación del enfermo y la familia, como propone la OMS, el dolor remite completamente en un 87 % de los pacientes, la remisión es aceptable en un 9 %, y persiste o se alivia poco o nada en el 4 % de los casos, salvo si se recurre a la sedación. En los casos de dolor resistente al tratamiento farmacológico se puede recurrir a otras medidas como la cirugía, la neurolisis (liberación de nervios periféricos), la neurocirugía o la radioterapia paliativa (en caso de metástasis), etc.

---

[16] En el Reino Unido, Cicely SAUNDER (1918-2005) fundó el Movimiento Hospice en el Thomas Hospital, donde se había formado, y en 1967 fundó el St. Christopher Hospice. Los Hospices son establecimientos dirigidos a combatir o aliviar el sufrimiento y apoyar a los enfermos terminales (y a morir con dignidad, en paz, y el mayor bienestar y confort posibles), y a los familiares.
En EE.UU. John BRONICA puso en marcha en 1961 la primera Clínica del Dolor en la Universidad de Washington. En 1974 se creó el primer Hospice (The Connecticut Hospice Inc. Brandford). En 1992 se creó la Organización Nacional de Hospices y Cuidados Paliativos (National Hospice and Palliative Care Organization).

El tratamiento del dolor según la *escalera analgésica* de la OMS ha de hacerse reloj en mano, siguiendo estrictamente la indicación, horario, dosis mínima y dosis máxima.

En el primer escalón (dolor leve) se utilizan *analgésicos no opiáceos* como la *aspirina, que* puede provocar molestias del tramo gastrointestinal o melena (hemorragia rectal), o el *paracetamol*, atendiendo que no ocasione trastornos hepáticos.

En el segundo escalón (si el dolor persiste o empeora) se utilizan los analgésicos (paracetamol, aspirina) con opiáceos débiles (dextropropoxifeno, codeína, etc.).

En el tercer escalón (si el dolor es resistente, moderado y fuerte) se recurre a *analgésicos opiáceos potentes* como la *morfina*[17] por las vías oral (jarabe, solución acuosa, tabletas), intramuscular, subcutánea, intravenosa, rectal, epidural o intratecal.

Cuidados paliativos

Los *cuidados paliativos* se definen como "el conjunto de atenciones continuas e integrales que presta un equipo interdisciplinar a las personas que padecen una enfermedad o proceso en fase terminal".

Su objetivo, a grandes rasgos, es:

-aportar a los enfermos el mayor *bienestar* (calidad de vida) posible, para lo que es indispensable librarles del dolor físico.

---

[17] Efectos secundarios de la morfina: náuseas; embotamiento, que suele desaparecer a los 3 o 4 días; confusión; vértigos; estreñimiento, a veces muy difícil de vencer pese al tratamiento con laxantes, enemas y dieta adecuada. La dependencia de la morfina puede ser: física (al retirar los opiáceos aparece el síndrome de abstinencia; para evitarlo hay que bajar la dosis oral de morfina gradualmente, durante tres o más semanas y psicológica (deseo ansioso del fármaco o adición). La intolerancia a la morfina con vómitos, prurito (picor) o espasmo bronquial obliga a retirarla y sustituirla por otros fármacos. Recordatorio: con un tratamiento bien indicado y dirigido se alivian la mayoría de los dolores de intensidad media y fuerte; los opiáceos no surten efecto en algunos casos, y pueden causar: síntomas acompañantes, dependencia o hábito físico y/o psíquico, o síndrome de abstinencia.

-valorar y tratar el componente psíquico del sufrimiento, ofreciéndoles apoyo psicológico, y facilitándoles *un morir digno según sus convicciones,* y, si es posible, junto a los suyos.

-informar, intercambiar criterios y ofrecer apoyo psicológico a sus familiares.

Cobertura

Según la Sociedad Española de Cuidados Paliativos (SECPAL), a 20.11.2006:

-España estaba entre los diez países con mayor número de unidades de cuidados paliativos (en todo el mundo hay 8.000 centros de esta especialidad). A pesar de que se dispone de 1.500 camas de cuidados paliativos que ofrecen un servicio de calidad a los pacientes, la cobertura asistencial en cuidados paliativos es escasa. Para garantizar una atención adecuada a todos los pacientes en las etapas finales de la vida, SECPAL estima que en España se debería disponer de 100 camas de cuidados paliativos por cada millón de habitantes, lo que supondría la creación de 2.600 camas más, y de 1 soporte domiciliario por cada 150.000 habitantes.

-En España sólo el 30 por ciento de los enfermos crónicos susceptibles de recibir asistencia en Cuidados paliativos, tienen acceso a esta especialidad médica.

En los Servicios de Cuidados paliativos, un 0,3 por ciento de los pacientes terminales (aproximadamente uno de cada 300) pide la eutanasia.[18]

> En todo caso, éstos pacientes deben ser debidamente estudiados para descartar que piden la eutanasia en estados como la depresión que pueden ser tratados, o a causa del dolor, que en la mayoría de ellos puede ser eliminado; y se les debe informar sobre las alternativas asistenciales a su petición.

[18] Diario de Sesiones del Senado, Comisión Especial de Estudio sobre la Eutanasia, 1998.

Sedación

En el campo de la medicina se define la sedación "como la disminución del nivel de consciencia de un enfermo por medio de fármacos adecuados (sedantes y otros), con el objetivo de controlar algunos síntomas físicos o psíquicos o de prepararlo para una intervención diagnóstica o terapéutica que pueda ser estresante o dolorosa".

El efecto de la sedación puede ser continuo o intermitente, superficial o profundo, reversible o irreversible.

Tipos

De los distintos tipos de sedación, indicados por sus objetivos (primaria, secundaria), temporalidad (intermitente, continua) o intensidad (superficial, profunda) según la SECPAL "en el curso del tratamiento de pacientes en fases avanzadas y terminales de su enfermedad, donde la estrategia terapéutica es paliativa, podemos precisar dos conceptos diferentes pero relacionados: sedación paliativa y sedación terminal, en los que la administración de fármacos sedantes pretende conseguir el manejo de diversos problemas clínicos (ansiedad, disnea, insomnio, crisis de pánico, hemorragia, sedación previa a procedimientos dolorosos, etc.". "Cuando un paciente se halla en el tramo final de su vida, el objetivo prioritario no será habitualmente la salvaguarda a ultranza de la misma sino la preservación de la calidad de esa vida que todavía queda. Además, en el paciente en situación de enfermedad avanzada y terminal es francamente maleficente permitir el sufrimiento del enfermo por el miedo de que se pueda adelantar la muerte al buscar el alivio de su sufrimiento. El principio de doble efecto puede aplicarse en el caso de la sedación, entendiendo que el efecto deseado es el alivio del sufrimiento y el efecto indeseado la privación de la conciencia. La muerte no puede considerarse como el efecto indeseado, ya que desgraciadamente el paciente fallecerá inexorablemente a consecuencia de la evolución de su enfermedad o sus complicaciones. La responsabilidad moral del equipo sanitario recae sobre el proceso de toma de decisiones que se adoptan para aliviar el sufrimiento y no tanto sobre el resultado de su intervención en términos de vida o muerte". Además, "en Cuidados Paliativos la administración de fármacos sedantes, *per se*, no supone un problema ético cuando se han prescrito bajo las indicaciones correctas y con el consentimiento del paciente". Y, dejando claro que: "*Ni la sedación paliativa ni la terminal son eutanasia encubierta.*[19] Las diferencias recaen tanto en el objetivo como en la indicación, el procedimiento, el resultado y el respeto a las garantías éticas".

1) *Sedación paliativa*

Es "la administración deliberada de fármacos, en la dosis y combinaciones requeridas, para reducir la conciencia de un paciente con enfermedad avanzada o terminal, tanto como sea preciso para aliviar adecuadamente uno o más síntomas refractarios y con su consentimiento explícito, implícito o delegado". No tiene por qué ser irreversible.

2) *Sedación terminal* (*Sedación en la agonía*)

Es "la administración deliberada de fármacos para lograr el alivio, inalcanzable con otras medidas, de un sufrimiento físico y/o psicológico, mediante la disminución suficientemente profunda y previsiblemente irreversible de la conciencia en un paciente cuya muerte se prevé muy próxima y con su consentimiento explícito, implícito o delegado del mismo".

Las indicaciones mas frecuentes para la sedación son el delirio, la disnea y el dolor". Y "desde el punto de vista farmacológico los fármacos más frecuentemente utilizados son:

[19] "Uno de los puntos cruciales en el debate ético sobre la sedación es que algunos han equiparado la sedación con la eutanasia, lo cual ha generado una gran controversia. La distinción entre sedación y eutanasia recae en los siguientes puntos: a) Intencionalidad, b) Proceso, c) Resultado". Información más amplia en el documento Sedación al final de la vida. Protocolo de actuación. UCI. Hospital de Cabueñes (Gijón), 2008, páginas 21-22. Ver FUENTES CONSULTADAS, nº 2.

Midazolan, Diacepan, Clometiazol (sedantes); Haloperidol, Levopromacina, Clorpromacina (neurolépticos); Fenobarbital, Propofol (anestésicos), así como la Morfina (analgésico) y la Escopolamina (antiespasmolítico y sedante)".[20]

La persona (enferma) terminada

Quedó ya señalado que la persona es social y relacional, que la tarea humana (formación, actividad, participación y contribución) hace de la vida una existencia real, una toma de consciencia del ser y del convivir efectivos. Por otra parte, la muerte biológica y la histórica o biográfica no siempre coinciden, a veces a última se adelanta si el enfermo lo solicita y es atendida su petición.

Enfermo terminado es, como se dijo, "la persona enferma (en estado consciente o inconsciente) que padece una lesión o enfermedad <u>no terminal</u> de carácter irreversible, con grave invalidez y dependencia total y prolongada de otros, o la persona con una enfermedad irreversible y progresivo deterioro de las esferas física y psíquica, situaciones en que ambas personas enfermas razonan y manifiestan (o lo hicieron previamente, en testamento vital o no) que una vida en esas condiciones es indigna, inhumana y sin sentido, un calvario peor que la muerte, que prefieren y piden".

[20] Tomado de Protocolo anterior. Ver FUENTES CONSULTADAS, nº 2.

V El testamento vital

Enfermos o no, a lo largo de la vida podemos reflexionar sobre la enfermedad y el morir.

En España y en otros países la persona mayor de edad y con capacidad para obrar tiene la posibilidad legal de dejar constancia documental, de forma libre y anticipadamente, con las instrucciones precisas para que su voluntad se cumpla si llegara a encontrarse en circunstancias en las que no sea capaz de expresar por sí misma los cuidados y el tratamiento médico que quiere recibir en caso de enfermedad, o renunciar expresamente a ellos, así como para la donación de sus órganos o tejidos después de su muerte. También puede designar un interlocutor con el médico o el equipo sanitario que le represente y vele por el cumplimiento de las instrucciones previas que ha otorgado.

El documento en que se recoge la voluntad de la persona se denomina *Documento de directrices previas, Testamento vital, Instrucciones previas, Voluntades anticipadas,* etc.

Los documentos de Voluntades anticipadas (DVA) nacieron en los Estados Unidos de América.[21] Tuvo mucha trascenden-

---

[21] En 1957, en el caso "SALGO versus Leland Stanford Jr. University Board of Truste" el Tribunal Supremo del Estado de California impuso de modo general "la obligación de indemnizar cuando se traspasaban los límites del consentimiento otorgado por el paciente o bien si se conculcaba una prohibición suya".

Desde entonces crece el interés por los "living will" (testamento vital). La primera propuesta de Documento de Voluntades Anticipadas se atribuye en los años 50 al abogado de Chicago Lius KUTNER, quien posterior-

cia el caso de Nancy Beth Cruzan, con sentencia del Tribunal Supremo de los EE.UU. autorizando el 14.12.90 la retirada de la sonda gástrica, y dando lugar a la promulgación en 1991 de la Ley de autodeterminación del paciente (*Patient Self Determination Act*), reguladora de los documentos de Voluntades anticipadas (DVA).

En algunos países se iniciaron paulatinamente cambios legislativos para autorizar los Testamentos vitales.

Normativa

1. Internacional

La Convención de Asturias de Bioética relativa a los Derechos Humanos y la Biomedicina (Consejo de Europa) vigente en España desde 1.1.2000, establece (Artículo 9): "Los *deseos previamente expresados* en relación con una intervención médica, por un paciente que en el momento de la intervención no está en condiciones de expresar su voluntad, *deben ser tenidos en cuenta*".

---

mente y en colaboración con la Sociedad Americana para la Eutanasia (Euthanasia Society of America), presentan un modelo de documento de testamento vital donde el firmante puede dejar establecido su rechazo a la prolongación artificial de su vida.

Posteriormente se distingue entre los documentos con instrucciones sobre los cuidados de la salud (testamento vital) y en los que se designa a una persona como representante para tomar decisiones (durable power of attorney). El término "directriz anticipada" (advance directive) designa cualquier tipo de instrucción, nombramiento de representante o expresión de voluntades hecha anticipadamente.

En 1973 aparece la Declaración de los consumidores americanos o Carta de los derechos de los enfermos en los Hospitales de los Estados Unidos.

En 1985, la Ley federal Uniform Rigths of the terminally Act (revisada en 1989) autoriza los living will que en 1991 ya se aplicaba en 45 Estados.

2. ESPAÑA. Estatal

a) Ley 41/2002, básica reguladora de la autonomía del paciente y de derechos y obligaciones en materia de información y documentación clínica.

Artículo 2. Principios básicos

1. La *dignidad* de la persona humana, el respeto a la *autonomía* de su voluntad y a su intimidad orientarán a.....

3. El paciente o usuario tiene *derecho a decidir libremente*, después de recibir la información adecuada, *entre las opciones clínicas disponibles*.

4. Todo paciente o usuario tiene *derecho a negarse al tratamiento*, excepto en los casos determinados en la ley. Su negativa al tratamiento constará por escrito.

6. *Todo profesional* que interviene en la actividad asistencial *está obligado....*, y *al respeto de las decisiones adoptadas libre y voluntariamente por el paciente*.

Artículo 11. Instrucciones Previas

1. Por el *documento de instrucciones previas*, una persona mayor de edad, capaz y libre, manifiesta anticipadamente su voluntad, con objeto de que esta se cumpla en el momento en que llegue a situaciones en cuyas circunstancias no sea capaz de expresarlos personalmente, sobre los cuidados y el tratamiento de su salud o, una vez llegado el fallecimiento, sobre el *destino de su cuerpo o de los órganos* del mismo. El otorgante del documento puede designar, además, *un representante* para que, llegado el caso, sirva como interlocutor suyo con el médico o el equipo sanitario para procurar el cumplimiento de las instrucciones previas.

2. Cada *servicio de salud* regulará el procedimiento adecuado para que, llegado el caso, se garantice el cumplimiento de las instrucciones previas de cada persona, que deberán constar siempre por escrito.

3. *No serán aplicadas* las instrucciones previas contrarias al ordenamiento jurídico, a la «lex artis»[22], ni las que no se correspondan con el supuesto de hecho que el interesado haya previsto en el momento de manifestarlas. En la *historia clínica*

[22] Lex artis: Conjunto de prácticas médicas aceptadas generalmente como adecuadas para tratar a los enfermos en el momento presente. Es cambiante con el progreso técnico de la Medicina y las peculiaridades personales de cada paciente

La Sentencia de Tribunal Supremo de 11 de marzo de 1991 define la lex artis como "aquel criterio valorativo de la corrección del concreto acto médico ejecutado por el profesional de la Medicina, ciencia o arte médico, que tiene en cuenta las específicas características de su autor, de la profesión, la complejidad del acto y la trascendencia vital para el paciente, y en su caso, la influencia de factores endógenos (estado o intervención del enfermo, de sus familiares o de la misma organización sanitaria) para calificar dicho acto conforme o no a la técnica normal empleada".

Y la lex artis ad hoc quedó definida como "aquel criterio valorativo de la corrección del concreto acto médico ejecutado por el profesional de la Medicina (ciencia o arte médico) que tiene en cuenta las específicas características de su autor, de la profesión, la complejidad del acto y la trascendencia vital para el paciente, y en su caso, la influencia de factores endógenos (estado o intervención del enfermo, de sus familiares o de la misma organización sanitaria) para calificar dicho acto conforme o no a la técnica normal empleada".

En la Sentencia del Tribunal Supremo de 11.4.1994, se define el concepto jurídico de lex artis: "la norma no escrita pero existente que regula el ejercicio de una profesión, y que en el caso de las profesiones sanitarias debe entenderse como el conjunto de reglas y principios socialmente aceptados y que se consideran básicos, que pueden resumirse en el deber de ajustar la actuación a las reglas técnicas, normas legales y principios deontológicos, el deber de preparación adecuada para adaptar los conocimientos al progreso científico y a la experiencia profesional, y el deber de omitir acciones peligrosas, es decir, actos para los que no se está suficientemente capacitado, pero ello atendiendo a las circunstancias del estado de la ciencia, de tiempo y lugar, lo que se llama la lex artis ad hoc".

En la Sentencia de la Sala de lo Civil del Tribunal Supremo de 4.2.08, la lex artis exigible a toda actividad médica "no es más que un criterio valorativo de la corrección de un concreto acto".

cdel paciente quedará constancia razonada de las anotaciones relacionadas con estas previsiones.

4. Las instrucciones previas *podrán revocarse* libremente en cualquier momento, dejando constancia por escrito.

5. Con el fin de asegurar la eficacia en todo el territorio nacional de las instrucciones previas manifestadas por los pacientes y formalizadas de acuerdo con lo dispuesto en la legislación de las respectivas Comunidades Autónomas, se creará en el Ministerio de Sanidad y Consumo el *Registro nacional de instrucciones previas* que se regirá por las normas que reglamentariamente se determinen, previo acuerdo del Consejo Interterritorial del Sistema Nacional de Salud".

b) Real Decreto 124/2007, que regula el Registro nacional de instrucciones previas y el correspondiente fichero automatizado de datos de carácter personal. En su Exposición de motivos, se expresa:

"La Ley 41/2002 básica reguladora de la autonomía del paciente y de derechos y obligaciones en materia de información y documentación clínica, en su Artículo 11 *regula el documento de instrucciones previas*, al que define como aquel mediante el cual una persona mayor de edad, capaz y libre, manifiesta anticipadamente su voluntad, para que esta se cumpla en el momento en que llegue a situaciones en cuyas circunstancias no sea capaz de expresarlo personalmente, sobre los cuidados y el tratamiento de su salud o, una vez llegado el fallecimiento, sobre el destino de su cuerpo o de sus órganos.

El documento de instrucciones previas constituye la *expresión del respeto a la autonomía de las personas* que, de este modo, pueden decidir sobre aquellos *cuidados y tratamientos que desean recibir o no en el futuro* si se encuentran ante una determinada circunstancia o, una vez llegado el fallecimiento, sobre el destino de su cuerpo o de sus órganos. No solo permite al paciente influir en las futuras decisiones asistenciales, sino que facilita a los profesionales de la salud la toma de decisiones respetuosas con la voluntad del enfermo cuando este no tiene ya capacidad para decidir por sí mismo.

El Artículo 11 de la Ley 41/2002 establece en su apartado 2 que cada servicio de salud regulará el procedimiento adecuado para que, llegado el caso, se garantice el cumplimiento de las instrucciones previas de cada persona que deberán constar siempre por escrito. Son ya varias las Comunidades Autónomas que han establecido normas que regulan sus registros de instrucciones previas.

La efectividad de este derecho del paciente exige que el documento de instrucciones previas, independientemente del lugar en el que haya sido formalizado, pueda ser conocido precisa y oportunamente por los profesionales de la salud a los que, en su momento, corresponda la responsabilidad de la asistencia sanitaria que deba prestársele. Por esta razón, el mencionado Artículo 11 de la ley 41/2002, en su apartado 5, dispone que para asegurar la eficacia en todo el territorio nacional de las instrucciones previas manifestadas por los pacientes y formalizadas de acuerdo con lo dispuesto en la legislación de las respectivas comunidades autónomas, se creará en el Ministerio de Sanidad y Consumo el Registro Nacional de instrucciones previas, que se regirá por las normas que reglamentariamente se determinen, previo acuerdo del Consejo Interterritorial del Sistema Nacional de Salud.

El carácter personal de los datos que debe contener este registro y su fichero automatizado determina que quedarán plenamente sujetos a lo establecido en la Ley Orgánica 15/1999, de 13 de diciembre, de Protección de Datos de Carácter Personal, y a las medidas de seguridad que impone la citada Ley Orgánica y sus reglamentos de desarrollo".

3. ESPAÑA. Territorial

En todo el territorio español se ha ido aprobando normas que regulan el Testamento vital (Instrucciones previas, Voluntades anticipadas, etc.), el Documento de solicitud y el Registro correspondiente.

Cataluña

-*Ley 21/2000* de 29.12.2000 sobre los derechos de información concerniente a la salud y la autonomía del paciente, y a la documentación clínica (Artículo 8: Voluntades Anticipadas).

-*Decreto 175/2002*, de 25 de junio, por el que se regula el Registro de voluntades anticipadas.[23]

Galicia

-*Ley 3/2001* de 28.5.2001 Reguladora del consentimiento informado y de la Historia Clínica de los pacientes (Artículo 5: Voluntades anticipadas).

-*Ley 3/2005* de 7.3.2005 de modificación de la Ley 3/2001, de 28 de mayo, reguladora del consentimiento informado y de la historia clínica de los pacientes (Artículo 5: se cambia el título por el de Instrucciones previas).

-*Decreto 259/2007*, de 13 de diciembre, por el que se crea el Registro gallego de instrucciones previas sobre cuidados de tratamiento y salud.

Extremadura

-*Ley 10/2001* de 28.6.2001, de Salud de Extremadura.

-*Ley 3/2005* de 8.7.2005 de información sanitaria y autonomía del paciente (Artículos 17 a 22: Expresión anticipada de voluntades).

-*Decreto 311/2007*, de 18.10.07 que regula el contenido, organización y funcionamiento del Registro de Expresión Anticipada de Voluntades.

---

[23] En la Generalitat de Cataluña también hay Testamentos Vitales de la asociación Derecho a morir dignamente, y del Secretariado Interdiocesano de Pastoral de la Salud.

Aragón

-*Ley 6/2002* de 15.4.2002, de Salud de Aragón (Artículo 15: Voluntades anticipadas).

-*Decreto 100/2003*, de 6.5.03 por el que se aprueba el Reglamento de Organización y el funcionamiento del Registro de Voluntades anticipadas.

Navarra

-*Ley Foral 11/2002* de 6.6.2002 sobre los derechos del paciente a las voluntades anticipadas, a la información y a la documentación clínica (Artículo 9: Declaración de Voluntades anticipadas).

-*Ley Foral 29/2003* de 4.4.2003 por la que se modifica parcialmente la Ley Foral 11/2002, de 6 de mayo, sobre los derechos del paciente a las voluntades anticipadas, a la información y a la documentación clínica.

-*Decreto Foral 140/2003*, de 166.03, por el que se regula el Registro de voluntades anticipadas.

Cantabria

-*Ley 7/2002* de 10.12.02, de Ordenación Sanitaria de Cantabria (Artículo 34: La expresión de la voluntad con carácter previo).

-*Decreto 139/2004*, de 5.2.04, por el que se crea y regula el Registro de Voluntades Previas de Cantabria.

Euskadi[24]

-*Ley 7/2002,* de 12.12.2002 de las Voluntades anticipadas en el ámbito de la sanidad.

-*Decreto 270/200,* de 4.11.03, por el que se crea y regula el Registro Vasco de Voluntades Anticipadas.

Valencia

-*Ley 1/2003,* de 28.1.2003 de derechos e información al paciente de la Comunidad Valenciana (Artículo 17: Voluntades anticipadas).

[24] El 1.11.01 el Ayuntamiento de Vitoria creó el primer registro municipal de Testamentos vitales de España.

-*Decreto 168/2004*, de 10 de septiembre, por el que se regula el Documento de Voluntades Anticipadas y el Registro de Voluntades Anticipadas.

-*Orden de 25* de febrero de 2005, de la Consellería de Sanidad, de desarrollo del Decreto 168/2004 por el que se regula Documento Voluntades Anticipadas y crea el Registro Centralizado de Voluntades anticipadas.

<u>Baleares</u>

-*Ley 1/2006*, de 3 de marzo, de Voluntades anticipadas.

-*Decreto 58/2007* de 27 de abril, por el que se desarrolla la ley de Voluntades anticipadas y del Registro de voluntades anticipadas de las Islas Baleares.

<u>Castilla y León</u>

-*Ley 8/2003* de 8.4.2003 sobre derechos y deberes de las personas en relación con la salud (Artículo 30. Instrucciones previas).

-*Decreto 30/2007*, de 22 de marzo, por el que se regula el documento de instrucciones previas en el ámbito sanitario y se crea el Registro de instrucciones previas de Castilla y León.

<u>Andalucía</u>

-*Ley 5/2003* de 9.10.2003, de declaración de Voluntad vital anticipada.

-*Decreto 238/2004* de 18 de mayo, por el que se regula el Registro de Voluntades Vitales Anticipadas de Andalucía.

<u>Madrid</u>

-*Ley 3/2005 de 23.5.2005*, por la que se regula el ejercido del derecho a formular *instrucciones previas* en el ámbito sanitario y se crea el correspondiente registro.

-*Decreto 101/2006*, de 28 de noviembre, por el que se regula el Registro de Instrucciones Previas.

-*Orden 2191/2006*, de 18 diciembre 2006, por la que se desarrolla el Decreto 101/2006, de 28 de noviembre, por el que se regula el Registro de Instrucciones Previas de la Comunidad de Madrid y se establecen los modelos oficiales de los documentos de solicitud de inscripción de las Instrucciones Previas y de su revocación, modificación o sustitución.

Castilla La Mancha

-*Ley 6/2005* de 7.7.2005 sobre la Declaración de Voluntades anticipadas en materia de la propia salud.

-*Decreto 15/2006* de 21.2.2006, del Registro de Voluntades Anticipadas de Castilla La Mancha.

Murcia

-*Decreto 80/2005* de 8.7.2005, por el que se aprueba el reglamento de Instrucciones previas y su Registro.

La Rioja

-*Ley 9/2005* de 30.9.2005 reguladora del documento de Instrucciones previas en el ámbito de la sanidad.

-*Decreto 30/2006*, de 19 de mayo, por el que se regula el Registro de Instrucciones Previas de La Rioja.

Canarias

-*Decreto 13/2006*, de 8 de febrero, por el que se regulan las Manifestaciones anticipadas de voluntad en el ámbito sanitario y la creación de su correspondiente Registro.

Asturias

-*Decreto 4/2008*, de 23 de enero, de Organización y Funcionamiento del Registro del Principado de Asturias de Instrucciones Previas en el ámbito sanitario.

-*Resolución* de 7 de abril de 2008, de la Consejería de Salud y Servicios Sanitarios, por la que se crea el fichero automatizado de datos de carácter personal.

Valoración de los Testamentos Vitales

Cuando una persona, paciente o no, da instrucciones sobre cómo desea morir, es evidente que *las da porque quiere morir de ese modo* cuando llegue el momento en que las instrucciones hayan de cumplirse. Pero no siempre va a poder llevar a cabo ese deseo.

Los Testamentos Vitales:

1. Son un avance importante hacia el derecho y el ejercicio efectivo de la libertad y autonomía de la persona ante el morir, y ello es así por dos razones principales:

-porque suponen una ganancia en el respeto de los derechos de las personas, en concreto en lo relativo al cumplimiento efectivo de la libre voluntad expresada por los pacientes para situaciones determinadas (no para todas).

-porque estimulan a la reflexión y deliberación sobre los modos de enfocar la enfermedad y la muerte según las convicciones de cada uno, y concretamente sobre el suicidio asistido y la eutanasia.

2. Son un avance insuficiente, pues presentan inconvenientes para algunos pacientes o personas que los han formalizado o quieren hacerlo, y para los médicos que habrían de cumplir sus instrucciones previas.

Al respecto, en la ley 41/2002 y el Real Decreto 124/2007 se reflejan las normas de las Comunidades Autónomas sobre Testamentos vitales, y también, en consecuencia, las limitaciones para su aplicación y las contradicciones que en algunos se observan.

a) Por un lado, en cuanto a los derechos y obligaciones la Ley 41/02 es categórica. Así, en su Artículo 1: "La presente Ley tiene por objeto la regulación de los *derechos y obligaciones de los pacientes, usuarios y profesionales*, así como de los centros y servicios sanitarios, públicos y privados, en materia de *autonomía del paciente* y de *información* y documentación clínica". Además, se establece (Artículo 2): 1. *"La dignidad de la persona humana*, el respeto a la *autonomía de su voluntad…*; 3. *El paciente o usuario* tiene *derecho a decidir libremente*, después de recibir la información adecuada, *entre las opciones clínicas disponibles*; 4. Todo paciente o usuario tiene *derecho a negarse al tratamiento, excepto en los casos determinados en la Ley*. Su negativa al tratamiento constará por escrito; 6. *Todo profesional* que interviene en la actividad asistencial *está obligado.....*, y *al respeto de las decisiones* adoptadas libre y voluntariamente por el paciente". Y en el Artículo 9.5.: "La prestación del consentimiento por representación será adecuada a las circunstancias y proporcionada a las necesidades que haya que atender, *siempre en favor del paciente y con respeto a su dignidad personal. El paciente participará* en la medida de lo posible en la toma de decisiones a lo largo del proceso sanitario".

b) Pero, por otro lado, dicha Ley muestra su carácter limitativo con imposibilidad de cumplimiento de la voluntad del paciente, pues aunque establece "*que las instrucciones se cumplan* si el paciente no está en condiciones de expresarlas por sí mismo", y que "*el profesional* que interviene en la actividad asistencial *está obligado a respetar las decisiones adoptadas libre y voluntariamente por el paciente*", por otra parte también establece que "*no serán aplicadas* las *instrucciones previas contrarias al ordenamiento jurídico* o a la *lex artis*" (Artículo 11).

La limitación a la voluntad del paciente y del que habría de cooperar cumpliendo sus instrucciones, viene por lo establecido en el Código Penal, Artículo 143.4.: "El que causare o cooperare activamente con actos necesarios y directos a *la muerte de otro, por la petición expresa, seria e inequívoca de este, en el caso de que la víctima sufriera una enfermedad grave que conduciría necesariamente a su muerte*, o *que produjera graves padecimientos permanentes y difíciles de soportar*, será castigado con la pena inferior en uno o dos grados a las señaladas en los números 2 y 3 de este artículo".

c) Lo mismo ocurre en los Testamentos vitales territoriales. Por citar dos ejemplos:

-En la Ley 21/2000 de la Generalidad de Cataluña, sobre los derechos de información concerniente a la salud y la autonomía del paciente y a la documentación clínica, Artículo

8.3.: "*No se pueden tener en cuenta voluntades anticipadas* que incorporen previsiones *contrarias al ordenamiento jurídico* o a la buena práctica clínica, o que no se correspondan exactamente con el supuesto de hecho que el sujeto ha previsto en el momento de emitirlas".

-En el Decreto 4/2008, de Organización y Funcionamiento del Registro del Principado de Asturias de Instrucciones Previas en el ámbito sanitario, Artículo 11. 1: "El titular de la Dirección General a la que se adscriba el Registro resolverá sobre la inscripción de documentos de instrucciones previas. La inscripción *solo podrá denegarse*, mediante resolución motivada, en caso de incumplimiento de los requisitos establecidos en la Ley 41/2002 y en este Decreto"; y, Artículo 13. 3: "*No serán aplicadas las instrucciones previas* de tratamiento médico que incorporen previsiones contrarias al ordenamiento jurídico, a la *lex artis*, ni las que no se correspondan con el supuesto de hecho que el otorgante haya previsto en el momento de formalizar el documento correspondiente".

d) En suma, habrá circunstancias para el paciente en que sus instrucciones previas serán inoperantes y que los profesionales no podrán llevar a término:

-Porque la solicitud de inscripción del documento de Instrucciones Previas *puede ser denegada* por la autoridad pertinente (lógicamente esto supondrá una decepción para las personas (enfermas o no) afectadas, que no podrán comprender que sus derechos personales y su libertad sean desoídos y no puedan ejercerlos.

-Porque en enfermedades concretas:

Caso 1: El paciente ha dado instrucciones previas para que, caso de encontrarse en estado vegetativo Persistente (EVP) no se le aplique tratamiento con soporte vital técnico u otro, o se retire si ya fue aplicado.

No se aplica el tratamiento o se suspende, el paciente no fallece y sufre disnea, etc., agonía en suma. ¿Qué hace el médico? ¿Mantenerlo sedado *sine die*? ¿Volver a aplicarle los soportes vitales a que renunció el paciente?

Caso 2: El paciente del caso anterior recupera sus funciones cognitivas, pero con secuelas de tetraplejia y dependencia total de otros a medio y largo plazo. ¿Qué hace el médico para cumplir su deseo de morir? No puede hacer nada, por impedimento legal.

Caso 3: En un enfermo no terminal con una enfermedad neurodegenerativa que lo deteriora física y psíquicamente, o se sabe que lo hará evolucionando hacia la muerte a medio plazo (es decir, en meses o años), ¿qué hace el médico?

Caso 4: En un paciente con demencia de evolución comparable a la del caso anterior, ¿qué puede hacer el médico? Nada.

Siguiendo con las posibilidades y contradicciones de algunos Testamentos vitales, un par de ejemplos:

*En el Modelo de Testamento Vital de la Generalidad de Cataluña respecto a los padecimientos se dice:

"EXPONGO:

Que en el supuesto de encontrarme en unas condiciones en las que no pueda decidir sobre mi atención medica, a raíz de mi deterioro físico y/o mental, por encontrarme en uno de los estados clínicos enumerados en el punto D de este documento, y si dos médicos autónomos coinciden en que mi fase es irreversible, mi voluntad incuestionable es la siguiente:

A) Que no se dilate mi vida por medios artificiales, tales como técnicas de soporte vital, fluidos intravenosos, medicamentos o suministro artificial.

B) Que se me suministren los fármacos necesarios para paliar al máximo mi malestar, sufrimiento psíquico y dolor físico causados por la enfermedad o por falta de fluidos o alimentación, *aún en el caso de que puedan acortar mi vida*.

C) Que si me hallo en un estado particularmente deteriorado, se me administren los fármacos necesarios *para acabar definitivamente* y de forma rápida e indolora, con los padecimientos expresados en el punto (B) de este documento.

D) Los estados clínicos a las que hago mención más arriba son:

a. Daño cerebral severo e irreversible.

b. Tumor maligno diseminado en fase avanzada.

c. Enfermedad degenerativa del sistema nervioso y/o del sistema muscular en fase avanzada, con importante limitación de mi movilidad y falta de respuesta positiva al tratamiento especifico si lo hubiere.

d. Demencias preseniles, seniles o similares.

e. Enfermedades o situaciones de gravedad comparable a las anteriores".

Comentario: En este Modelo de Testamento vital se hace una petición (y autorización) de la eutanasia y el suicidio asistido: "se me administren los fármacos necesarios *para acabar definitivamente y de forma rápida e indolora, con los padecimientos* expresados en el punto (B) de este documento" (añado: por ejemplo en caso de un estado vegetativo persistente, una demencia avanzada, o "enfermedades o situaciones de gravedad comparable a las anteriores") que entran en contradicción no solo con la normativa nacional sino también con el Artículo 18.3 de la Ley 21/2000 de la propia Generalidad de Cataluña.

*En el del Principado de Asturias: INDICACIONES PARA CUMPLIMENTAR ESTE MISMO APARTADO EN EL DOCUMENTO ORIGINAL DE INSTRUCCIONES PREVIAS

"DECLARO

1/ EN RELACIÓN CON LOS CUIDADOS Y TRATAMIENTOS DE MÍ SALUD

Que si en un futuro no puedo tomar decisiones sobre mí cuidado médico como consecuencia de mí deterioro físico y/o mental por alguna de las situaciones que se indican a continuación:

-Enfermedad incurable avanzada (enfermedad de curso progresivo, gradual, con diverso grado de afectación de la autonomía y la calidad de vida, con respuesta variable al tratamiento específico, que evolucionará hacia la muerte a medio plazo).

-Enfermedad terminal (enfermedad avanzada, en fase evolutiva e irreversible, con síntomas múltiples, impacto emocional, pérdida de la autonomía, con muy escasa o nula capacidad de respuesta al tratamiento específico y con un pronóstico de vida generalmente inferior a los seis meses, en un contexto de fragilidad progresiva).

-Situación de agonía (la que precede a la muerte cuando esta se produce de forma gradual, y en la que existe deterioro físico intenso, debilidad extrema, alta frecuencia de trastornos cognitivos y de la conciencia, dificultad de relación e ingesta y pronóstico de vida de días u horas).

-Otras situaciones

MIS INSTRUCCIONES SON:

-Deseo finalizar mi vida sin la aplicación de técnicas de soporte vital, respiración asistida o cualquier otra medida extraordinaria, desproporcionada y fútil, que sólo esté dirigida a prolongar mi supervivencia artificialmente, o que estas medidas se retiren si ya han comenzado a aplicarse.

-Deseo que se me proporcionen los tratamientos necesarios para paliar el dolor físico o psíquico o cualquier síntoma que me produzca una angustia intensa.

-Rechazo recibir medicamentos o tratamientos complementarios y que se me realicen pruebas o procedimientos diagnósticos, si en nada van a mejorar mi recuperación o aliviar mis síntomas.

-Deseo que se facilite a mis seres queridos y familiares el acompañarme en el trance final de mi vida, si ellos así lo manifiestan y dentro de las posibilidades del contexto asistencial.

-Deseo que me sean aplicados todos los tratamientos precisos para el mantenimiento de la vida hasta donde sea posible, según el buen criterio médico.

-Otras instrucciones

No serán aplicadas las instrucciones previas contrarias al ordenamiento jurídico y a la *lex artis*".

Comentario: En el caso arriba citado de "enfermedad incurable avanzada (enfermedad de *curso progresivo*, gradual, con *diverso grado de afectación* de la autonomía y la calidad de vida, con respuesta variable al tratamiento específico, que evolucionará hacia la *muerte a medio plazo)"*, el horizonte temporal de "la muerte a medio plazo" ¿qué significado tiene, dos años, cinco, diez? Pudiera tratarse de una enfermedad neurodegenerativa con parálisis y dependencia, o una demencia, y si se aplicaran por el apartado primero de las anteriores Instrucciones sería contrario a la Ley.

Además, las INSTRUCCIONES son categóricas: "*Deseo finalizar mi vida* sin la aplicación de técnicas de soporte vital, respiración asistida o cualquier otra medida extraordinaria, desproporcionada y fútil, que sólo esté dirigida a prolongar mi supervivencia artificialmente, *o que estas medidas se retiren si ya han comenzado a aplicarse*", con lo que se puede interpretar que es posible la eutanasia o el suicidio asistido, contrarios hoy en día a la ley (Código Penal).

En conclusión:

*Los Testamentos vitales son innecesarios para cubrir ciertos fines y actuaciones que ya son derechos de los pacientes reconocidos en nuestra legislación, como:

-recibir un correcto tratamiento médico

-negarse a recibir un tratamiento

-pedir que se retire un tratamiento

Igualmente, son innecesarios ya que cuando los médicos no aplican o suspenden un tratamiento porque lo consideran inútil o desproporcionado, están actuando conforme a la ley y la buena práctica.

*Los testamentos vitales <u>son ineficaces</u> en ciertas situaciones y peticiones del paciente, al ser denegado y no poder formalizarse.

De modo que los Testamentos vitales deben ser modificados en el sentido que puedan cubrir sin impedimento legal las enfermedades en que la eutanasia y/o el suicidio asistido sean solicitados por los enfermos, y puedan ser practicados sin penalización del médico/cooperador necesario.

VI Eutanasia y suicidio asistido

Consideraciones previas

Las personas enfermas albergamos la esperanza de la curación, y, tratándose de un enfermo grave en fase terminal es natural que recurra a los medios que le sea posible para evitar la muerte. Del mismo modo que, antes de considerarse enfermo terminado, la persona enferma indaga sobre sus posibilidades de sanar o mejorar y las agota, confiando poder llevar una vida suficientemente autónoma.

Es inobjetable que a quien más le interesa la vida y la salud individual es a la propia persona, mucho más que a la Sociedad y al Estado. Con la certeza de lo irremediable (debido a una enfermedad terminal o enfermedad en persona terminada) y siendo la persona quien ostenta incuestionablemente la titularidad del derecho a su vida, también a ella corresponde gestionar (en realidad, *cogestionar* con el médico/cooperador) el proceso y forma del morir, al ser la muerte parte de esa vida.

Llegados a este punto, las actitudes y opciones ante el morir son diversas, a todos los efectos e individualmente cada persona somos nuestra dignidad y libertad y queremos que estas no sufran limitaciones y poder morir sin dolor ni sufrimiento y tranquilos.[25]

[25] "El tratamiento médico nunca debería ofrecerse de forma que fomente, y no de forma que amenace, la posibilidad de una muerte tranquila; esta podría definirse como aquella en la que el dolor y el sufrimiento se

En general la decisión de solicitar ayuda en el morir según las propias convicciones no es repentina, sino producto de una reflexión razonada y madurada ante la irreversibilidad de la enfermedad y la mayor o menor inmediatez de la muerte. La dignidad y la libertad individual confrontadas con la muerte reflejan la autoestima del moribundo o del enfermo terminado, su imagen ante sí mismos y ante los demás.

El *sentido de su dignidad y libertad* tiene un enorme significado para el enfermo y le reclama elegir su propio morir, a ser posible en estado consciente y lúcido. La mayoría de las personas que padecen una enfermedad terminal o causante de gran invalidez y dependencia asumen la enfermedad y sus avatares (con las pertinentes atenciones médicas, sociales, afectivas, familiares, espirituales) hasta que la muerte llegue por sí misma de modo "natural". Otros enfermos optan por adelantar el momento de la muerte anticipándose a la posibilidad de una forma de morir que consideran indigna y no desean, la inmovilización y los inconvenientes de los artificios técnicos, la humillación por el cuidado continuo de otras personas a sus funciones fisiológicas incontroladas, la intrusión en su intimidad, la depauperación física, el deterioro mental, la decepción de presentarse ante los demás como no quiere cuando llegue la muerte, zarandeado por los vaivenes del dolor, los efectos secundarios de la medicación y el estado de ánimo irritado, deprimi-

---

reduzcan mediante unos cuidados paliativos adecuados en la que al paciente nunca se le abandone o descuide". "Es imprescindible que el médico restituya la relación de confianza con su enfermo haciéndole notar que se le va a acompañar hasta el final, y que no está solo. A esto se le llama responsabilidad, y también aunque se nos haya olvidado, consentimiento informado". (De Sedación al final de la vida. Protocolo de actuación. UCI. Hospital de Cabueñes, Gijón, 2008, páginas 8 y 9. Ver BIBLIOGRAFÍA Y FUENTES CONSULTADAS, nº 2.

do, inconsciente, ausente, en desacuerdo consigo mismo en trances tan decisivos.

En cuanto al *sentido del tiempo* de los enfermos terminales se suele oír: "apenas le queda tiempo por vivir", "lo poco que le queda de vida", "le falta poco para morir", y en realidad expresamos nuestra medida y valoración del tiempo, no la del enfermo, que si ha solicitado ayuda para morir es porque *el tiempo para él ha terminado*, simplemente ha dejado de considerarlo. En el caso del enfermo terminado, con expresiones o pensamientos como "lo mía no es vida", "mí vivir es un suplicio", desde fuera no alcanzamos plenamente a comprender la dimensión temporal que puede darle a su existencia; en cualquier caso, el tiempo vital desde el momento en que, en tales circunstancias, el paciente terminado asume su realidad, pide ayuda para morir y la recibe lo lleva con la expectativa de alivio definitivo (caso contrario, medirá el tiempo posterior en que está obligado a permanecer vivo sin ilusión de vivir y como un inacabable e insoportable suplicio psicológico).[26]

---

[26] Salvando las diferentes motivaciones, tal estado anímico nos recuerda el "vivo sin vivir en mí" y el "muero porque no muero" de algunos pasajes de los versos de Teresa de Ávila (Santa Teresa de Jesús, años 1515 a 1582), religiosa carmelita descalza y escritora cumbre de la mística cristiana:

"¡Qué duros estos destierros, esta cárcel y estos hierros en que el alma está metida!

Solo esperar la salida, me causa un dolor tan fiero, que muero porque no muero.

Quíteme Dios esta carga, mas pesada que el acero, que muero porque no muero.

Venga ya la dulce muerte, venga el morir muy ligero, que muero porque no muero.

Lástima tengo de mí por ser mi mal tan entero, que muero porque no muero".

Deliberación objetiva

La deliberación objetiva sobre la eutanasia y el suicidio asistido tiene en cuenta que:

-*El fundamento legitimador* de la eutanasia y el suicidio asistido *es la dignidad* de la persona enferma, y, derivados de ella, los derechos humanos fundamentales, con *su libertad* para poder decidir por sí misma según sus convicciones y creencias.

-*Lo que mata a un enfermo terminal es su enfermedad.*

-*Lo que mata a un paciente terminado es el sufrimiento prolongado y sin expectativas, forzado a malvivir en la pesadilla de su cuerpo inútil para él.*

-Es necesario *evitar la confusión terminológica* y llamar a la eutanasia por lo que verdaderamente es, rechazando definiciones impropias (activa, pasiva, ortotanasia, cacotanasia, etc.).

-Es necesario *definir al suicidio asistido*, diferente de la eutanasia, el suicidio, el homicidio, el asesinato, etc.

-La eutanasia y el suicidio asistido se realizan con el *consentimiento* del paciente, a petición suya libre y reiterada, con plena capacidad para decidir y como expresión de sus convicciones y voluntad, personalidad y propia imagen. En consecuencia, si se cumplen esos requisitos *nunca serán muertes arbitrarias* causadas con miras inconfesables.

-*No es ético* afirmar que con la eutanasia y el suicidio asistido "se quita la vida a una persona", afirmación tendenciosa que no se atiene a la realidad e induce a la condena de ambas actuaciones. En efecto, *matar* a una persona contra su voluntad y *ayudar a morir* a un moribundo o enfermo/persona terminada, a su libre y madurada solicitud, son actos diametralmente distintos desde perspectivas éticas, y lo serían desde las legales y jurídicas con una legislación adecuada.

Cuando un enfermo terminal o un enfermo terminado solicitan consciente, repetida, autónoma y expresamente que se le ayude a morir, al atender legalmente su petición "no se le quita la vida"; y ocurre así, sencillamente, porque "él la ha dado" en uso de su libre y razonada voluntad con una finalidad exclusiva: la de ayudarle a llevar a cabo *lo qué* y *cómo* su dignidad y estima ante sí mismo, ante los suyos y ante la sociedad le piden.

-No es procedente argumentar sobre la eutanasia y el suicidio asistido con el *pensamiento y la opinión cautivos*, sea por descargas emocionales, los prejuicios, las ideas herméticas y privativas, el conformismo o variados intereses o las presiones de ciertos grupos del entorno ideológico o confesional.

-Ante el hecho de la muerte el único *protagonista real,* el único *que vivencia el morir* es el paciente.

Cuando se asegura que la eutanasia y el suicidio asistido son *asuntos delicados y espinosos*, no lo son para el paciente que tiene asumida su decisión, así que tal aseveración es una construcción teórica del que la formula. Es el moribundo quien se enfrenta a su situación irremediable a muy corto plazo, del mismo modo que es el enfermo terminado quien también de manera irremediable a medio o largo plazo "se siente muerto en vida", una vida que le parece indigna de ser vivida en esas penosas e insufribles condiciones. Los demás somos meros espectadores, en los mejores supuestos (no siempre ocurre así) unidos a ellos por lazos de sangre, afectivos o de índole asistencial o auxiliadora; pero aun en esas circunstancias ideales, en "su" morir únicamente participamos de forma indirecta, acompañándole, asistiéndole en los aspectos médicos, confortándole. De modo que ante la lúcida demanda de estos pacientes de ser ayudados a morir cuándo y cómo lo desean (si la hiciere) huelga toda especulación retórica.

La eutanasia y el suicidio asistido expresan con autenticidad la libre voluntad del enfermo y la responsabilidad del cooperador necesario por llevarlos a cabo como *decisiones éticas compartidas*. Y no encuentro en la Bioética ejemplos tan elevados de humanismo, comprensión y solidaridad como estos; son, además, los abordajes bioéticos en que más podemos aprender de nosotros mismos, a mirarnos honestamente en el propio espejo, respetando la dignidad de los demás y huyendo de apriorismos, añagazas o sutilezas de buena conciencia que en realidad no la tienen en cuenta.

Incoherencias

Conviene recordar algunas contradicciones e incoherencias en que incurren la sociedad y el Estado.

-Como los recursos económicos sanitarios son limitados y es necesario establecer prioridades al asignarlos, en distintos países se ha propuesto no tratar con hemodiálisis a pacientes de 80 años de edad o más, abocados por tanto a morir a muy corto plazo (*¿homicidio económico?*). En estos enfermos se tienen en cuenta los gastos asistenciales, para evitarlos. Y lo mismo podría ocurrir en pacientes que precisen tratamientos largos y caros, con escaso o nulo porcentaje de éxito.

Por contra, en los países en que la eutanasia y el suicidio asistido no están legalizados el Estado asume un gasto asistencial elevado y acumulativo (tratamiento médico, quirúrgico y rehabilitador, ocupación de camas, etc.) en pacientes que no desean seguir "muertos en vida" incluso durante largos años. Aquí no se tienen en cuenta los costes de mantener a enfermos no terminales (coma vegetativo, lesionados medulares totalmente inmovilizados y dependientes, patologías degenerativas del sistema nervioso con o sin demencia, etc.) en una forma de vida que rechazan, un existir prolongado que no desean y que, por otra parte, es gravoso para la sociedad y los allegados.

-También es evidente la desproporción en la actitud respecto a la eutanasia (un morir a breve plazo, a cuyo adelanto justificada y libremente solicitado se objetan reservas o hay prohibiciones) y el período del desarrollo embriológico (un vivir/

tiempo que dejamos fuera de su cronología personal). En efecto, es indiscutible que la edad cuenta desde que nacemos y la etapa de 9 meses del embarazo (fases de preembrión, embrión, feto) es como si no hubiera ocurrido: en suma, la edad de cada uno se empieza a contar desde el nacimiento y si el nacido es persona.[27]

Con la eutanasia se adelanta la muerte de un enfermo terminal, cuya expectativa máxima de vida son 6 meses, que en la práctica se reducen. No obstante, para los que están contra de la práctica de la eutanasia esos seis meses sí parecen ser decisivos en la cronología vital del enfermo y deben mantenerse. ¿Por qué se oponen al adelanto de la muerte y no al del nacimiento, ni reclaman que se cuente y sume a la edad formal el tiempo que dura el embarazo?

-Tres cuartas partes de la población mundial viven en países en los que la interrupción voluntaria del embarazo (aborto) está despenalizada en determinados plazos o supuestos/indicaciones.

En España, en el conflicto de intereses entre el embrión o el feto (bienes protegibles por el Estado) y la mujer embarazada, prevalece el derecho a la autodeterminación de la mujer a abortar en tres indicaciones concretas: afectación de su salud psíquica, preñez por causa de violación, y graves malformaciones del que va a nacer, sin que la ley castigue a la mujer ni al que practique el aborto en esos casos. Estoy plenamente de acuerdo, y como ponente de la norma (Articulo 417 bis del Código Penal) fui partidario de una ley de plazos, que reitero aquí, aunque la ley de indicaciones supusiera entonces un avance considerable en nuestro país.

[27] Así se establece en el Código Civil: Artículo 29: "El nacimiento determina la personalidad; pero al concebido se le tiene por nacido para todos los efectos que le sean favorables, siempre que nazca en las condiciones que expresa el artículo siguiente". Artículo 30: "Para los efectos civiles, solo se reputará nacido el feto que tuviere figura humana y viviere veinticuatro horas enteramente desprendido del seno materno".

En cambio, aquí y otros países se penaliza la eutanasia y el suicidio asistido. Pese a que no hay conflicto de intereses (pues objetivamente el exclusivo interés es el del enfermo, moribundo o no) se castiga a quien los practique, cuyo inequívoco móvil es ayudar a los enfermos a morir libre y dignamente como han solicitado.

Asistimos a la paradoja de que un vivir incipiente puede ser abortado legalmente, pero la muerte solicitada por un paciente terminal o persona terminada no está autorizada. En el primer caso el derecho a la libertad de la mujer es concluyente (Sentencia 53/85 del Tribunal Constitucional); al contrario, en el segundo caso el derecho del enfermo a una muerte digna como culminación de la vida digna que postulamos todos no está legalmente amparado (Código Penal, Artículo 143.4).

Así que en un mismo establecimiento sanitario puede ocurrir que no se autorice legalmente a ayudar a morir a un moribundo o a un enfermo terminado tal y como lo piden, y el aborto sí está permitido. Aunque son situaciones distintas configuran una contradicción evidente que los legisladores habrán de sopesar y corregir, solución que en mi criterio pasa por la libre opción a la eutanasia y el suicidio asistido con requisitos exigibles expresos y los controles debidos para evitar los abusos, y, si se produjeran, penalizarlos.

-La defensa a ultranza de la vida por algunos sectores sociales, con el valor sacro de la vida por bandera, muestra mayor algidez ante la demanda de despenalización de la eutanasia o el suicidio asistido.

Pero los Estados y gobernantes son incapaces de impedir los conflictos sangrientos, o los fomentan, a lo que habría que calificar, si no de eutanasia sí como una "antropofagia cultural" (*¿homicidio social?*), por no referirnos a los marginados (mendigos callejeros y marginales, refugiados en campos, niños, adultos, etc.) cuya existencia[28] está amenazada constantemente y ante lo que los mentados sectores es frecuente que permanezcan mudos e indiferentes.

De otro ámbito, lo que podría asimilarse a la guerra justa: "El uso de la fuerza militar está moralmente justificado cuando se dan simultáneamente las siguientes condiciones: certeza de que el daño causado por el agresor es duradero y grave; la ineficacia de toda alternativa pacífica; fundadas posibilidades de éxito en la acción defensiva, y ausencia de males aún peores, dado el poder de los medios modernos de destrucción".[29]

En suma:

-Se ponen frecuentemente los derechos humanos y la dignidad como ideal para luego bloquearlos, y hablamos de la autonomía con la boca grande, aunque la tememos y la vetamos a otros si nos contraría.

-Con la negativa a la eutanasia o al suicidio asistido proponiendo alternativas para ayudar a morir con dignidad, no raramente se oculta/olvida algo tan relevante como que *no podemos sentirnos dignos si no somos libres*, y por lo tanto la muerte

---

[28] De los 150 millones de indígenas que había en América hace 500 años, quedan 35 a 50 millones como consecuencia del exterminio causado por los Estados colonizadores y los requerimientos conversores de la Iglesia (en el siglo XVI, por ejemplo), unidos ambos poderes, el político y el cristianizante, por el lema oprobioso de la espada y la cruz, la pólvora y la Biblia, y propagadores convencidos de la condición infrahumana del indígena. Los estadounidenses en su propia nación y los holandeses, ingleses, españoles, portugueses, irlandeses, belgas o alemanes en los países conquistados entre los siglos XVI y XIX, han aniquilado poblaciones indígenas y llevado a la esclavitud, al sometimiento y a la muerte a millones de personas consideradas inferiores. En el siglo XXI no han cambiado las cosas, la reducción demográfica de las etnias primitivas (y las que hoy llamamos civilizadas) es de una evidencia sobrecogedora.

[29] 483. 2307-2310 Compendio del Catecismo de la Iglesia Católica 28.6.05

debe poder afrontarse según criterios personales, aceptando o no tales alternativas sin barreras legales o subterfugios ajenos.

Falacia interesada

Las en ocasiones calificadas como *delicadeza* y *complejidad* de la eutanasia y el suicidio asistido no radican en los que los solicitan sino en los que especulan sobre ellos, en la confusión y prejuicios con los que son enturbiados, en última instancia en la *intrusión en la dignidad* del otro y en el *temor propio* a la libertad y la autonomía de los demás. El enfermo pide la eutanasia o el suicidio asistido porque asumió inequívocamente su realidad, la afronta con madurez y decide libremente; a partir de su reflexión meditada, cuanto de complicado y delicado conlleva *su* morir se desvanece para el paciente con la petición de ayudarle en la muerte digna.

Si nos enmarañamos en valores y contravalores de secular relatividad; si mareamos el discurso o lo viciamos con premisas improcedentes (tal es el caso de la *pendiente resbaladiza,* que según sus valedores podría conducir poco menos que al caos y la anarquía sociales) o extemporáneas; si no defendemos a ultranza los derechos humanos, que a menudo desoímos cínicamente o maltratamos a diario y a mansalva y negamos al paciente; si con nuestras contradicciones y titubeos metemos la cabeza bajo el ala por una *falsa actitud de buena conciencia*; o si nos blindamos en parcelas pseudoéticas o morales confortables o interesadas y nos aferramos a la prohibición de la eutanasia y el suicidio asistido, lo más reprobable no es que estamos construyendo desde la retórica una *complejidad acomodaticia,* sino que, como entrometidos vanamente ejemplarizantes, en sus momentos más trascendentes invadimos y avasallamos el íntimo territorio de la dignidad, libertad y autoestima de la persona enferma.

La especulación de la pendiente resbaladiza con la que se pretende negar la práctica legal de la eutanasia y el suicidio asistido (o de la reproducción asistida, ciertas investigaciones genéticas o con células madre embrionarias, el aborto, etc.) arguyendo que dejan la puerta abierta para todo tipo de desmanes (del médico o personal sanitario, de los afectados, de la familia, etc.) es una falacia descomunal (la *falacia de la autonomía y la libertad,* aireadas con impúdica facundia si luego son coartadas e impedidas por sus valedores cuando otro desea ejercer esos derechos), una argucia de intereses utilizada como estrategia de consolidación y ampliación de territorios grupales determinados (confesionales, políticos, etc.). Con esa realidad inventada (y, por tanto, *falsa realidad*) se intenta que lleguen a ser de seguimiento, aceptación o acatamiento común ideas y conductas recurrentes de ciertos ámbitos sociales, o condicionar indirectamente al Estado en su compromiso principal de respeto estricto a los derechos personalísimos de los ciudadanos.[30]

Tal falacia prospectiva se desmonta con un mínimo de sentido común. El Estado de Derecho gobernado democráticamente dispone de resortes legales para controlar, sancionar o penalizar faltas o delitos, sin que la mera sospecha de que puedan producirse haya de causar privación de derechos personalísimos o civiles o el cese de cualquier actividad. Argumentar con los delitos a que pueda dar lugar un hecho para establecer prohibiciones a priori llevaría a situaciones tan grotescas como inadmisibles: puesto que ocurren secuestros de aviones, se prohibiría este tipo de transporte; puesto que en los colegios se ha producido violencia, se prohíbe la enseñanza; etc., etc. Son muchos los actos humanos en que se colisiona a diario con

[30] Ya se dijo que son propensión y hasta atrevimiento no infrecuentes tratar sobre el morir de los enfermos hablando "por ellos" desde nuestra perspectiva, pero "sin ellos" desde la suya. Planteamiento, que, desde luego, no siempre es inocente.

la legalidad, y sería una desmesura recurrir al desafortunado símil de la pendiente resbaladiza para vaciar la tarea individual o social porque ocurran.

Diversas encuestas señalan que gran parte de la opinión pública no sustenta esos criterios agoreros, al poner de manifiesto que un porcentaje considerable de ciudadanos (hombres, mujeres, jóvenes, adultos, médicos, sanitarios, abogados, familiares de pacientes, etc.) acepta la legislación sobre la eutanasia y el suicidio asistido, con particularidades.[31]

Aunque *la dignidad humana es incuestionable* y, por tanto, *no puede ser motivo de encuesta*, tales datos confirman que la mayoría social aprueba una legislación sobre la muerte digna, con unos u otros matices a las distintas decisiones y prácticas.

En suma, sólo conduce a la pendiente resbaladiza aquella actuación en que el *ciudadano pierde,* algo que ocurre, a los efectos de las cuestiones aquí tratadas, cuando se niega el derecho a optar libremente por la eutanasia o el suicidio asistido *a* los enfermos que los reclaman por causas humanamente justificadas y convicciones personales.

---

[31] -Encuesta "Actitudes y opiniones de los médicos ante la eutanasia" de Abril-Mayo 2002, realizada por el Centro de Investigaciones Sociológicas (CIS) a 1.057 médicos, a solicitud del Senado (en 1999).

-Encuesta realizada por la Organización de Consumidores y Usuarios (OCU) en Diciembre 2000-Enero 2001 a 11.452 personas.

-Encuesta a 100 estudiantes de la Facultad de Derecho de la Universidad de Huelva en abril de 2005.

-Encuesta del Instituto de la Juventud en la primavera de 2006, dada a conocer en agosto del mismo año y basada en 1.448 entrevistas a jóvenes de 42 provincias.

-Sondeo del Instituto NOXA (según el diario La Vanguardia.es, 12.11.08).

Hechos diferenciales

*Desde un punto de vista objetivo:

-Es completamente distinto "que una persona mate a otra contra su voluntad" (homicidio, asesinato), a que "una persona (médico o no) ayude a un enfermo terminal a morir según es su deseo y le ha solicitado" (*eutanasia*).

-No es lo mismo la eutanasia que el *suicidio asistido,* o sea, "ayudar a morir a un enfermo no terminal que lo ha pedido porque en sus circunstancias físicas y mentales para él la vida carece definitivamente de sentido", y este sentimiento fundado le lleva a considerarse una *persona terminada*, solamente un cuerpo vivo sin otra razón de existir que la fisiológica, que rechaza.

-No es lo mismo el *suicidio* que el suicidio asistido, pues en el segundo se establecen unos supuestos y requisitos que no se dan en el suicidio.

*En el plano legal:

-La *eutanasia* y el *suicidio asistido* tienen amparo legal en algunos países; en otros no, entre ellos España, donde están penalizados.

-*Negarse a un tratamiento médico* es un derecho de los pacientes, que en España cuenta con el amparo de la ley.

-*Se puede limitar o suspender un tratamiento médico*[32]:

i) por decisión del médico o equipo médico se puede limitar o suspender, para evitar el ensañamiento o encarnizamiento terapéutico con medidas inútiles y desproporcionadas.

ii) a solicitud directa del paciente, o de su representante autorizado para tomar esa decisión, se puede suspender el tratamiento.

[32] Considero mas adecuado hablar de "limitación de un tratamiento o actuación terapéutica" que de "limitación del esfuerzo terapéutico", ya que puede aparentar cierta dejación de responsabilidades.

-Como veremos, la suspensión del tratamiento puede tener consecuencias indeseadas para el paciente y los médicos o cooperadores en dicha actuación.

-El *Testamento vital* es un documento en el que se recogen las instrucciones previas de una persona (paciente o no) en relación a su salud o enfermedad y la disponibilidad de su cuerpo después de morir, para que su voluntad sea respetada y se cumplan en el caso de que no esté en condiciones mentales de expresarlas libremente por sí misma (ver más adelante).

La eutanasia

El término *eutanasia* se debe al político, filósofo y literato inglés Francis Bacon (1561 a 1626), y equivale etimológicamente a *buena muerte, muerte dulce* o *tranquila.*[33]

[33] En 1935 se creó en el Reino Unido la Sociedad del derecho a morir con dignidad Exit (Salida), la primera en defender ese derecho a la muerte digna, que actualmente se llama Voluntary Euthanasia Society (VES). En 1981 Nicholas Reed, secretario de Exit, fue condenado a 18 meses de cárcel por asistir un suicidio. El filósofo Arthur Kostler entró en 1969 a formar parte de Exit, y en 1981 fue nombrado vicepresidente.

-En 1980, disgregándose de la inglesa, se crea la Sociedad de Eutanasia Voluntaria de Escocia (VESS).

-En 1938 se crea en EE.UU. la Society for the Right to Die (Sociedad por el derecho a morir), posteriormente la Concern for Dying (1967) y la American Euthanasia Foundation (1972) Fundación americana de Eutanasia, que solicita incluir el "derecho a morir" en la Declaración Universal de Derechos Humanos.

-"Se han ido creando otras: Asociación del Derecho a Morir Dignamente (España, 1984); Deutsche Gesellschaft für humanes Sterben (Alemania, 1981); Dying with Dignity (Canadá, 1981); Association pour le Droit de Mourir dans la Dignité (Francia, 1980); Mit Livstestamente Retten til en Voerdig Dod (Dinamarca, 1980); Societá Italiana di Tanatología (Italia, 1979). También se crearon en Australia (1975), Holanda (1976), Japón (1976), Noruega (1978) y Colombia (1979)". Ampliado de FRANÇA TARRAGÓ, Omar: Asociaciones de defensa del derecho a morir en paz. Montevideo 2005. www.ucu.edu.uy/etica.

-El 24.5.1995 fue aprobada por el Parlamento del Northern Territory de Australia la Ley del derecho del paciente terminal (Right of the Terminal Ill Act), primera en el mundo que legalizaba la eutanasia.

Se han dado a la eutanasia definiciones un tanto llamativas o producto de intenciones o valoraciones diversas, cuando no de la audacia pseudoerudita o la desinformación. En un asunto que afecta a los derechos humanos personalísimos y suscita debate social por doquier, es necesario no caer en la simplificación y no confundir la eutanasia utilizando calificativos improcedentes, por lo que se la debe definir como lo que realmente es, y, ante todo, librarla de términos incorrectos que no tienen nada que ver con ella (activa indirecta, directa, por omisión, económica, u otras calificaciones rebuscadas como distanasia, cacotanasia, ortotanasia, etc.).

La Real Academia Española[34] la define así: "eutanasia. F.1. Acción u omisión que, para evitar sufrimientos a los pacientes desahuciados, acelera su muerte con su consentimiento o sin él. 2. Medicina. Muerte sin sufrimiento físico". Se puede apreciar que es una definición de la eutanasia cuyas imprecisiones y carencias son evidentes y habrían de ser corregidas.

Definición

La *eutanasia* consiste en "ayudar a morir conforme a su dignidad y sin sufrimiento a un enfermo incurable, en fase terminal e irreversible, si lo ha pedido reiteradamente, en pleno uso de razón y de forma libre y voluntaria".

¿Qué NO ES la eutanasia?

Hay que establecerlo con claridad:

1) NO ES el *homicidio* (imprudente o no), acto con el que una persona mata a otra, realizado por lo general de forma ilegítima y con violencia.

---

[34] Diccionario esencial de la lengua española. Real Academia Española 2006. Editorial Espasa Calpe, Madrid).

El Código Penal (Artículo 138) determina: "El que matare a otro será castigado, como reo de homicidio, con la pena de prisión de diez a quince años".

2) NO ES el asesinato, es decir, el homicidio en el que el reo actuó en los términos del Código Penal (Artículo 139): "Será castigado con la pena de prisión de quince a veinte años el que matare a otro concurriendo alguna de las circunstancias siguientes: 1º, con alevosía; 2º, por precio, recompensa o promesa; 3º, con ensañamiento, aumentando deliberada o inhumanamente el dolor del ofendido".

3) NO ES el suicidio, acto con el que una persona se causa voluntariamente su propia muerte, por lo común de forma violenta (por ejemplo, con armas, precipitándose al vacío, por atropellamiento), o con drogas o venenos.

4) NO ES el *suicidio asistido,* cuando una persona enferma (que no es un enfermo terminal) pide a otro/s que le ayude/n a morir, en general con fármacos, drogas, etc. o retirando o desconectando los soportes vitales (sonda alimenticia, respirador artificial, etc.).

El Código Penal (Artículo 143.4) establece: "El que causare o cooperare activamente con actos necesarios y directos a la muerte de otro, por la petición expresa, seria e inequívoca de éste, *en el caso de que la víctima sufriera una enfermedad que produjera graves padecimientos permanentes y difíciles de soportar*[35] será castigado con la pena inferior en uno o dos grados a las señaladas en los números 2 y 3 de este artículo".

5) NO ES que la persona enferma *rehuse o se niegue a un tratamiento médico,* aunque su negativa a recibirlo le lleve a la muerte anticipadamente.

La Ley General de Sanidad (Artículo 1O) determina que: "Todos tienen los siguientes derechos con respecto a las distintas administraciones públicas sanitarias: 10. A negarse al tratamiento, excepto en los casos señalados en el apartado 6".[36]

[35] Nota del autor: se interpreta como la persona/enfermo terminado.

[36] Nota: entre ellos que exista peligro de fallecimiento, con lo que se da

Y la Ley 41/02 básica reguladora de la autonomía del paciente y de derechos y obligaciones en materia de información y documentación clínica (Artículo 2): "3. El paciente o usuario tiene *derecho a decidir libremente*, después de recibir la información adecuada, *entre las opciones clínicas disponibles*. 4. Todo paciente o usuario tiene derecho a *negarse al tratamiento*, excepto en los casos determinados en la ley. Su negativa al tratamiento constará por escrito".

6) NO ES la impropiamente denominada *eutanasia pasiva* o *por omisión* (retirar un tratamiento).

Si un médico/s no considera/n clínicamente indicado aplicar a un enfermo terminal un tratamiento inútil, por entender que no hay expectativas de mejora o curación y las medidas utilizadas para mantenerlo vivo a toda costa supondrían encarnizamiento o ensañamiento terapéutico, cumplen con su deber profesional. Tal proceder no es una omisión negligente, arbitraria o torvamente intencionada, *un dejar morir* por intereses reprobables y punibles; es una acción científica fundamentada que forma parte de la responsabilidad y el correcto quehacer (la buena praxis) del médico, y se lleva a cabo a diario en todo el mundo.

Porque defender la vida (imperativo profesional del médico) no significa desconocer los límites de su tarea científica, causar daños innecesarios a los enfermos o tratarlos con ensañamiento, obstinadamente, por mor de convicciones personales del médico, ideológicas o religiosas.[37]

7) NO ES la improcedentemente denominada *eutanasia activa indirecta,* entendida como "la aplicación o administración médica de medios que libren a un paciente terminal e incurable del dolor insufrible y le permitan en muchos casos perma-

una contradicción.

[37] En este caso ¿sería de aplicación el Artículo 139.3. del Código Penal: "matar (nota del autor: por maltratar al paciente hasta que le llegue la muerte) con ensañamiento, aumentando deliberada o inhumanamente el dolor del ofendido"?

necer consciente de su realidad y de su entorno, aunque pueda con ello acortarse la duración de su precaria vida y llegue la inevitable e inminente muerte", pues tal proceder cae de lleno dentro de los *cuidados paliativos* de la medicina, y, como en el caso anterior, encaja legítima y éticamente en las actuaciones médicas habituales en tales circunstancias (por otra parte, mantener esta definición llevaría al absurdo de denominar a las Unidades o Centros de Cuidados Paliativos como Unidades o Centros de eutanasia activa indirecta).

En el *Código de Ética y Deontología* de la Organización Médica Colegial española (setiembre de 1999): Capítulo VII. De la muerte, Artículo 27, se lee:

"1. El médico tiene el deber de intentar la curación o mejora del paciente siempre que sea posible.

Y cuando no lo sea, permanece su *obligación de aplicar las medidas adecuadas para conseguir el bienestar del enfermo, aún cuando de ello pudiera derivarse, a pesar de su correcto uso, un acortamiento de la vida*. En tal caso el médico debe informar a la persona más allegada al paciente, y, si lo estima apropiado, a éste mismo.

2. El médico *no deberá emprender o continuar acciones diagnósticas o terapéuticas sin esperanza, inútiles u obstinadas*.

Ha de *tener en cuenta la voluntad explícita del paciente a rechazar el tratamiento para prolongar su vida y a morir con dignidad*. Y cuando su estado no permita tomar decisiones, el médico *tendrá en consideración y valorará las indicaciones anteriores hechas por el paciente* y la opinión de las personas vinculadas responsables.

3. El médico nunca provocará *intencionadamente* la muerte de ningún paciente, ni siquiera en caso de petición expresa por parte de éste".

8) NO SON las incorrectamente denominadas:

-*eutanasia por piedad* ("mercy killing")

*si no es consentida, es homicidio o asesinato

*al médico en este caso no debe moverle la piedad, sino actuar con profesionalidad, libertad, humanismo y ética. Por piedad se han cometido muchos abusos.

-*eutanasia prenatal* (en realidad es *eugenesia negativa*)

-*cacotanasia*, sin que el enfermo lo pida o sepa que van a terminar con su vida; como mínimo es un homicidio.

-*eutanasia social*

-*eutanasia económica*, o sea, no realizar un tratamiento médico de coste muy alto, que supone un gasto y gravoso para la sociedad o la familia, cuando lo único que logra es prolongar las molestias, el estado precario y el sufrimiento del enfermo terminal

-*eutanasia génica* (en realidad, *eugenesia*)[38]

-*distanasia* (es el ensañamiento terapéutico)

-*adistanasia* (no dilatar la llegada de la muerte del enfermo de manera injustificada), que no sería otra cosa que ensañamiento terapéutico

-*ortotanasia* o muerte "en su momento", sin que se acorte o alargue abusivamente la vida de un paciente terminal y actuando con el máximo respeto a su dignidad, término que no tiene que ver con la eutanasia porque no se respeta la voluntad del paciente. ¿Qué significa morir "en su momento", si no se tiene en cuenta la autonomía del enfermo? ¿Morir en el momento de los que teorizan sobre la muerte desde sus perspectivas ideológicas? ¿Qué significa "no abusivamente", si con ello se alarga la vida? Por lo demás, si no es a petición del paciente no es eutanasia.

El suicidio asistido

La muerte histórica se puede adelantar a la muerte biológica cuando algunos personas enfermas o con graves secuelas de lesio-

---

[38] La eugenesia o eugenismo puede ser positiva (incorporación o reproducción de un gen o genes, tratamiento) o negativa (eliminación de un gen, aborto).

nes se consideran terminadas porque para ellas "su vida destrozada carece de sentido" y la supervivencia es un "estar ya muerto, cargando con un cuerpo inútil y gravoso", sin motivación alguna personal (despersonalización) o aportación social o relacional que les ilusione y estimule a seguir viviendo en esas condiciones.

Definición

El *suicidio asistido* consiste en "ayudar a morir conforme a su dignidad y sin sufrimiento a una persona lesionada o enferma no terminal con invalidez grave y permanente y dependencia total de otros, o a una persona que por su enfermedad y evolución previsible se considera a sí misma una *persona terminada*, si lo han pedido reiteradamente, en pleno uso de su razón y de forma libre y voluntaria".

Tales enfermos, según cada circunstancia, pueden:

-haber hecho testamento vital o no haberlo hecho

-haber manifestado previamente su voluntad ante testigos fiables, notario o juez.

El suicidio asistido (como la eutanasia) se puede llevar a cabo:

-de forma directa por el médico/cooperador necesario, cuando la persona que lo solicita no puede valerse por sí misma para realizarlo

-de forma indirecta, por parte del médico o cooperador, facilitando al enfermo que lo solicita los medios para que pueda realizarlo por sí mismo si está en condiciones para ello.

Está fuera de dudas que lo que mata a un *enfermo terminal* es su enfermedad, y que lo hace a corto plazo, con una expectativa máxima de vida de 6 meses.

En cambio, en un *enfermo terminado* su enfermedad no terminal persiste a medio o largo plazo (puede vivir bastantes años en esas condiciones y, según sea el tipo de enfermedad, con empeoramiento progresivo y afectación de la esfera psíquica y cognitiva), penando y arrastrando en un cuerpo biológicamente residual e inútil una existencia torturante a la que no le debemos condenar. En su sufrimiento influyen decisivamente los sentimientos y emociones de verse obligado a soportar la vida en un cuerpo impotente, desahuciado y completamente dependiente de los demás (que vivencia ha diario, o lo consideró así antes de enfermar) y/o con una mente cercada por la soledad, la desilusión, en la inconsciencia o el desvarío, sin expectativas ni proyecto alguno motivador, o que se deteriora paulatinamente; y observando, si puede o en tanto pueda hacerlo, la aflicción y problemas que su enfermedad ocasionan a los seres queridos. Es un sufrimiento agobiante y de honda pesadumbre y desesperación, esencialmente psíquico, moral, una tragedia permanente que puede dañar su dignidad y libertad más que cualquier dolor físico específico.

Enfermedades o lesiones

De interés sobre la materia expuesta aquí, puede tratarse de:

a) Enfermos o lesionados no terminales, que están *inconscientes.* Son de este grupo los que se encuentran en *coma y estado vegetativo persistente (EVP).*

El *coma*[39] es un estado transitorio de alteración de la consciencia que dura días o semanas, durante el que el paciente permanece inmóvil (puede hacer gestos o moverse por reflejos de retirada de un miembro como reacción a estímulos), con los ojos cerrados y sin responder de modo comprensible. Se diferencia del sueño por ser un estado homogéneo (sin fases) y porque la persona no puede ser despertada. El paciente debe recibir generalmente alimentación por sonda nasogástrica, y cuidados generales. El estado de coma se puede recuperar en distinto grado o causar un daño neurológico grave y cróni-

[39] Entre las causas del coma y EVP están: las hemorragias cerebrales, los hematomas postraumáticos y los infartos del tronco cerebral, las intoxicaciones, la diabetes, el fallo renal o hepático, el paro cardiaco, etc.

co en el que muchos pacientes, con pérdida cognitiva total, entran en *estado vegetativo persistente* que dura habitualmente hasta su muerte.[40]

Los enfermos o lesionados en *estado vegetativo persistente* (EVP) yacen postrados a veces durante años con ausencia cognitiva que les impide la comunicación, invalidez extrema, abolición de reflejos para respirar, tragar alimentos o agua o controlar las necesidades fisiológicas diarias, expuestos a lesiones de piel y tejidos blandos, infecciones, etc., y con dependencia total de la asistencia médica, soportes técnicos vitales y cuidados permanentes de otras personas, situación que habrían estimado inhumana y contraria a su dignidad.

Por lo general los enfermos nunca recobran el conocimiento ni las funciones corporales (movimiento, comer, beber, hablar, controlar la micción y la defecación, etc.), y se les puede mantener técnica e indefinidamente en tal estado vegetativo en fallo respiratorio con respiración artificial permanente y tratamiento médico y de subsistencia adecuados (medicación, alimentación, administración de líquidos, medidas higiénicas, etc.).

Dentro de los límites del conocimiento científico y las disponibilidades, la medicina ha de poner todos los medios a su alcance para tratar a los enfermos, mejorarlos y/o curarlos, o para atenderlos en el trance de la muerte.

En situación extrema de parada de la respiración y de los latidos cardiacos la muerte es inminente, y urge reactivar y recuperar ambos o el paciente fallecerá. La ventilación pulmonar con el respirador artificial mantiene los movimientos de los pulmones, permite oxigenar el cerebro y el resto del organismo y estimula las contracciones del corazón. En algunos pacientes la respiración artificial puede acabar siendo

---

[40] ANEXO: Declaración sobre el Estado Vegetativo Persistente de la Asociación Médica Mundial (Adoptada por la 41ª Asamblea Médica Mundial, Hong Kong, 1989).

innecesaria. Si no es el caso y se *tiene la seguridad clínica* de que la parada cardiorespiratoria es definitiva, se puede afirmar: 1), que el paciente ya está muerto (más exactamente, lo estará poco después cuando se instaure el daño irreversible del tronco cerebral con descerebración y electroencefalograma plano); 2), que lo que le mantiene en esa situación es el soporte vital técnico, pues sin la ayuda decisiva y permanente de la máquina el paciente moriría inexorablemente. Así los hechos, ¿en nombre de qué y por qué a ése paciente se le evita y retrasa la muerte y se le prolonga "su supuesta vida", si ha manifestado no quererla? ¿Qué derecho hay a permitir un simulacro tan atroz con esa persona? ¿Quién nos creemos que somos para decidir tajante e impunemente algo así?

b) Enfermos o lesionados no terminales, que están *conscientes*, con invalidez física extrema y dependencia total de otros, a veces durante desesperantes y largos años, situación que muchos sufren como una tortura insoportable y denigrante, considerando que la muerte es preferible a "su vida sin dignidad" que no merece ser vivida.

Puede llevar a esta situación la *lesión medular*[41], definida como "la interrupción parcial o completa del funcionamiento de la médula espinal a diferentes niveles que ocasiona una pérdida parcial o completa de los movimientos y/o la sensibilidad (*parálisis*) habitualmente por debajo del nivel de la lesión".

La lesión medular es causada por traumatismos (accidentes de tráfico, laborales, deportivos, armas) o por enfermedades neurodegenerativas, vasculares, infecciosas, congénitas (malformaciones), neoplásicas, etc.

---

[41] En España, más del 50 al 60% de las lesiones medulares son causadas por accidentes de tráfico y el 5% por accidentes laborales y otros accidentes, sobre todo deportivos, y actos violentos (la incidencia por traumatismos es de unos 2,5 a 3 casos por mil habitantes al año). Un 30% de las lesiones medulares son causadas por enfermedades.

La *tetraplejia* (cuadriplejia) se ocasiona por una lesión medular[42] completa en los niveles altos de la columna vertebral cervical, quedando abolidas todas las funciones por debajo del nivel de la lesión, con lo que hay pérdida de la función motora o movimiento (parálisis) y de la sensibilidad superficial y profunda de las cuatro extremidades del cuerpo. La lesión de la médula espinal por encima de la 4ª vértebra cervical puede requerir la ayuda con un ventilador eléctrico o implante (respiración artificial) para salvar las dificultades o la imposibilidad del enfermo o lesionado para respirar.

c) Enfermos no terminales *con* pérdida cognitiva creciente, con *trastorno mental* como el que causan ciertas demencias o procesos seniles involutivos, *que* también consideran la muerte más deseable que el vivir que la enfermedad les deparará.

En la *demencia* incurable e irreversible el enfermo padece un deterioro cognitivo que cursa con variable rapidez y pérdida progresiva de las capacidades intelectuales (raciocinio, memoria, comunicación, comprensión, orientación, lenguaje, expresión) y repercute en todas las áreas (familiar, trabajo, social) y actividades personales por déficit de autonomía, incapacidad para ingerir alimentos o bebidas, asearse, vestirse o controlar otras funciones fisiológicas; la dependencia cada vez mayor de otros (familia, cuidadores, médicos) llega a ser total hasta que se produce la muerte.

Por su origen, las demencias pueden ser: 1), debidas a una enfermedad cerebral, por lo general crónica o progresiva y frecuentemente irreversible; 2), secundarias a otras enfermedades; 3), sin especificar en esos grupos.[43]

---

[42] La tetraplejia también puede ser de origen cerebral: tumores, hemorragias, etc.

[43] En cierta semejanza con los Criterios de la OMS de Clasificación de trastornos mentales CIE 10, de forma esquemática las principales demencias de los adultos se clasifican en tres tipos:

1. Primarias. Incluyen enfermedades neurológicas degenerativas, por lo general incurables, que también ocasionan demencia: enfermedad de Al-

Si una persona en las condiciones de los apartados a), b) y c) previos[44] o semejantes expresa o ha expresado su voluntad de morir, es inhumano que tenga que hacerlo de manera furtiva, oculta, incluso que sea asistida en la muerte por alguien inexperto que no sepa tratar debidamente su agonía. Y escapa a todo sentimiento solidario y racionalidad que la persona que ayudó al enfermo a morir, médico o no (retirándole el respirador, etc.) lo haga bajo la amenaza de la ley, como un delincuente.

---

zheimer (hay unos 18 millones de enfermos en el mundo, unos 500.000 en España, con esperanza de vida alrededor de 15 años); demencia vascular; mixta de las anteriores, Alzheimer + vascular; enfermedad de Parkinson; Corea de Huntington; encefalopatía espongiforme de Kreutzfeldt-Jakob o enfermedad Kuru (humanas), encefalopatía espongiforme en vacas (enfermedad de las vacas locas), Scrapie, en ovejas y cabras (trasmisibles a humanos) causadas por priones (proteínas anómalas PrP), etc.
2. Secundarias. Origen conocido o diagnosticable. Son a), reversibles; b), irreversibles (enfermedades sistémicas con trastornos neurológicos; neurológicas no degenerativas (tumores cerebrales, hidrocefalia etc.); infecciosas del cerebro (meningitis crónica, SIDA, neurosíflis, etc.).
3. Sin especificar. Se consideran demencias, aunque no se les puede asignar a los tipos específicos: la demencia presenil o senil sin especificar (incidencia poblacional: un 2,5% a los 60 años de edad, un 20 % a los 8O años); o la demencia degenerativa primaria sin especificar.

[44] En analogía (ejemplos) y ampliando las posibilidades:
*Principado de Asturias. En las Indicaciones para cumplimentar en el Documento original de Instrucciones previas se hace referencia a:
-Enfermedad incurable avanzada (enfermedad de curso progresivo, gradual, con diverso grado de afectación de la autonomía y la calidad de vida, con respuesta variable al tratamiento específico, que evolucionará hacia la muerte a medio plazo).
-Otras situaciones
*Generalitat de Cataluña. En el Modelo de Testamento Vital:
D) Los estados clínicos a las que hago mención mas arriba son:
a. Daño cerebral severo e irreversible.
c. Enfermedad degenerativa del sistema nervioso y/o del sistema muscular en fase avanzada, con importante limitación de mi movilidad y falta de respuesta positiva al tratamiento especifico si lo hubiere.
d. Demencias preseniles, seniles o similares.
e. Enfermedades o situaciones de gravedad comparable a las anteriores.

Algunas posibilidades

Es evidente que si un paciente solicita el suicidio asistido es porque razonablemente ha sopesado y madurado que, en sus circunstancias, desea morir.[45] Cuestión distinta es que el deseo pueda llevarse a la práctica sin una normativa que ampare su voluntad y la realización del acto sin limitaciones.

Se pueden dar varias posibilidades:

-<u>Al amparo de la ley y con asistencia médica.</u>

El belga Hugo Klaus, paciente con enfermedad de Alzheimer, acudió al hospital, solicitó y se le practicó el suicidio asistido y murió el mismo día. *Se cumplió la voluntad del paciente y la ley.*

-<u>Sin amparo legal o contrario a la ley, y con la cooperación de personas desconocidas, médicos o no.</u>

1. En Holanda, el psiquiatra Zaak Boudewijn Chabot fue acusado de causar suicidio asistido a una paciente con fuerte depresión, que deseaba de morir y se negaba a recibir tratamiento psiquiátrico. La sentencia de la Corte Suprema fue absolutoria. En este caso, *la justicia amparó finalmente la decisión del médico.*

2. Ramón Sampedro (España), tetrapléjico, consciente, se suicidó en 1998; una cooperadora le acercó a la boca una pajilla para que bebiera la solución de cianuro del vaso. *La ley no amparó la voluntad del paciente y castigaba al cooperador* (Código Penal).[46]

> El suicidio asistido tiene en casos concretos relación directa con rehusar y/o suspender un tratamiento médico.

---

[45] Se debe exigir que estos pacientes sean previamente valorados desde el punto de vista psicológico para indagar si toman su decisión en estados de ánimo que pueden ser cambiantes, y que conozcan otras alternativas a su decisión.

[46] Más detalles de los hechos de esta página en CASUÍSTICA.

Rehusar o suspender un tratamiento

Durante tantos años se ha considerado delictivo la retirada de los respiradores artificiales o la alimentación por sonda, cuando es un derecho de todos los pacientes si expresan, o lo han hecho, su negativa a los soportes vitales (directamente o por sus representantes), y una obligación profesional de los médicos. Y resulta sorprendente que se cuestionara que la alimentación y la respiración artificiales sean tratamientos médicos, algo cuya respuesta afirmativa es tan obvio como preguntar si una prótesis forma parte del tratamiento.[47]

Es triste que tal empecinamiento y ceguera de algunos haya impedido morir a muchas personas como era su voluntad, y que siga ocurriendo o se le pongan trabas hoy en día.

-En la Declaración de Lisboa sobre los Derechos del Paciente (34ª Asamblea Médica Mundial, Lisboa, Portugal, 1981) se afirma:

"c) El paciente tiene *derecho a aceptar o rechazar un tratamiento,* después de haber recibido la información correspondiente".

---

[47] En el Estado de California (Estados Unidos), el juicio del caso Karen Anne Quinlan) estimuló en 1976 la promulgación de la Ley estatal de muerte natural (Natural Death Act).

-Tras la sentencia en setiembre de 1986 del Tribunal Supremo de Massachussets (Estados Unidos) sobre el caso Paul Brophy, la Sociedad Médica de Massachussets reconoció "el derecho de autonomía de los pacientes terminales y las personas en estado vegetativo que hayan manifestado previamente su voluntad de rechazar el tratamiento, incluyendo la hidratación parentenal y la alimentación con sondas entéricas; el cumplimiento de esta decisión por un médico no constituye una práctica contraria a la ética, siempre que el médico y la familias estén de común acuerdo".

-En 1993 el Tribunal Supremo de Inglaterra permitió que el tubo de alimentación de Tony Bland, en estado vegetativo persistente, sea retirado.

-En 1995 llega a los Tribunales el caso de Mrs. Johnston, desde tres años atrás en coma vegetativo. La Corte Suprema escocesa decide que el tubo de alimentación puede retirarse para que la paciente pueda morir.

-La Ley 41/2002 básica reguladora de la autonomía del paciente, establece: "La presente Ley tiene por objeto la regulación de los *derechos y obligaciones de los pacientes, usuarios y profesionales*, así como de los centros y servicios sanitarios, públicos y privados, en materia de *autonomía del paciente* y de *información* y documentación clínica"; "El paciente o usuario tiene *derecho a decidir libremente*, después de recibir la información adecuada, *entre las opciones clínicas disponibles*"; y, "Todo paciente o usuario tiene *derecho a negarse al tratamiento*, excepto en los casos determinados en la ley; su negativa al tratamiento constará por escrito".

-Y la Ley 14/86, General de Sanidad (Artículo 10):

"Todos tienen los siguientes derechos con respecto a las distintas administraciones públicas sanitarias:

6. A la *libre elección* entre las opciones que le presente el responsable medico de su caso, siendo preciso el previo *consentimiento por escrito* del usuario para la realización de cualquier intervención, *excepto* en los siguientes casos:

b) cuando no esté capacitado para tomar decisiones; en cuyo caso, el derecho corresponderá a sus familiares o personas a el allegadas.

9. A *negarse al tratamiento, excepto* en los casos señalados en el apartado 6.

-El Código de ética y deontología de la Organización Médica Colegial española de 1999, señala (Artículo 27): "El médico... *ha de tener en cuenta la voluntad explícita del paciente a rechazar el tratamiento para prolongar su vida y a morir con dignidad.* Y cuando su estado no permita tomar decisiones, el médico *tendrá en consideración y valorará las indicaciones anteriores hechas por el paciente* y la opinión de las personas vinculadas responsables".

La ambigüedad y contradicción son evidentes, ya que en el mismo Articulo 27 también se expresa: "El médico *nunca provocará intencionadamente* la muerte de ningún paciente, ni siquiera en caso de petición expresa por parte de éste". Así que una de dos: el médico, "o tiene en cuenta la voluntad explicita del paciente a retirar el tratamiento", o "nunca lo hará ni aunque el paciente se lo pida expresamente".

Esto remite nuevamente a la propuesta sobre la necesidad de una legislación despenalizadora y la modificación de los Testamentos vitales, para evitar interpretaciones o limitaciones legales a la voluntad de los pacientes libremente manifestada.

Indicaciones y consecuencias

Se puede *suspender* o *no aplicar* un tratamiento:

-a petición del paciente, que rechaza el que le están aplicando y pide que le sea retirado

-a petición del paciente, que se niega a recibirlo

-por indicación médica, al considerar que el tratamiento es ineficaz, y que la persistencia en aplicarlo constituiría ensañamiento terapéutico.

Cuando los médicos deciden no someter a un enfermo terminal a un tratamiento que no le reportará ningún beneficio, y consideran que la pertinacia terapéutica sin expectativas de mejora o curación y las medidas para mantenerlo vivo a toda costa conducirían al ensañamiento o encarnizamiento terapéutico, están cumpliendo con su deber. Tal proceder no es una omisión negligente o malintencionada y punible, sino parte del correcto quehacer cotidiano (la *buena praxis*) y la responsabilidad profesional.

Ahora bien, la *suspensión o no aplicación de un tratamiento* trae consecuencias, y ello según los medios que dejan de aplicarse (*limitación terapéutica*)[48] y de la enfermedad (terminal o no), así como la normativa aplicable.

---

[48] Ya expuse que considero inapropiada la expresión limitación del esfuerzo terapéutico, pues todo tratamiento correcto exige el esfuerzo debido.

Se dan varias posibilidades:

*Al amparo de la ley o la justicia y con asistencia médica

1. El médico o equipo médico retira un tratamiento que considera inútil en un enfermo terminal para evitar el ensañamiento terapéutico por tozudez, tratándole adecuadamente para que no sufra en el trance de la muerte.

2. El paciente pide la retirada del tratamiento, expresamente el soporte vital técnico (respirador artificial, sonda de alimentación), para morir según desea. Como consecuencia:

a) ha recibido la asistencia debida en la muerte y fallece. En tal caso *se cumple la voluntad del paciente y la ley.*

A Inmaculada Echevarría (España) en el hospital le retiraron el respirador, se le atendió en la muerte y murió el mismo día.

b) no fallece hasta varios días después. *No se cumple la voluntad del paciente.*

A Nancy Beth Cruzan se le retiró la alimentación y el aporte hídrico artificial y falleció 12 días más tarde.

c) no fallece a consecuencia de ello, si no mucho tiempo después. *No se ha cumplido la voluntad del paciente.*

A Karen Anne Quinlan le retiraron el respirador, siguió en coma vegetativo, en su domicilio recibió alimentación artificial y falleció 10 años después.

*Sin amparo legal o contrario a la ley, y con la cooperación de personas desconocidas, médicos o no.

Jorge León, tetrapléjico, apareció muerto en su casa con el respirador artificial desconectado. *No se respetó la voluntad del paciente, reiteradamente expresada, pese a que debió hacerse porque era legal,* como a Inmaculada Echevarria.[49]

La retirada o la negativa del paciente a la aplicación de un tratamiento, en especial del respirador artificial o la sonda de alimentación, puede provocarle sufrimiento más o menos duradero y agonía que hay que evitarle. Suspender un tratamiento o no aplicarlo no debe significar en modo alguno que el

[49] Más detalles de los hechos de esta página, en CASUÍSTICA.

paciente queda desamparado, dejándole morir en despiadada agonía. Al contrario, el enfermo debe recibir la asistencia médica (y del entorno familiar o espiritual precisos) para que su final sea digno y sin sufrimiento.

En suma, y como se expuso, propongo modificar el Artículo 143 del Código Penal, el Artículo 11 de la Ley 41/2002, los Testamentos Vitales y, sobre todo, legislar despenalizando la eutanasia y el suicidio asistido para proteger el derecho del paciente y la actuación del médico/cooperador, en vez de impedir que cumpla la libre voluntad del enfermo y criminalizar la del médico/cooperador como ocurre actualmente.

VII Legislación necesaria

Apuntes bioéticos

La eutanasia y el suicidio asistido plantean una *cuestión social*[50] de indudable implicación bioética, no tanto, con ser ello importante, por el número de personas enfermas que puedan solicitarlos como, y fundamentalmente, porque afecta a su dignidad y derechos personalísimos.

La Bioética es un ámbito multidisciplinar de deliberación y propuesta comprometido con *valores* (la dignidad humana y los derechos de ella derivados) y *conductas* (en especial: verdad, objetividad, autocrítica, heterocrítica, responsabilidad, equidad, autonomía, dirimencia, cooperación, humildad).

Como *instrumento civil* que es, la Bioética *no puede permanecer neutral* respecto de la eutanasia y el suicidio asistido. Con

[50] En la conferencia "La Bioética en el Siglo XXI", I Congreso Iberoamericano de Bioética, de 6 a 9 de febrero de 2001, en Caracas, Venezuela, reiteré planteamientos conocidos: "Hablo de la Bioética de la conducta a pie de obra, faceta diferenciable de la ética de las palabras y discursos que no salen muy allá del solar teórico. Es así, porque el ciudadano entiende la ética pragmática y no tanto la del versado, a veces tan profunda que se torna inaccesible para él".

la dignidad de la persona por núcleo argumental del debate público y parlamentario, para no viciar las reflexiones y las normas a adoptar hay que establecer adecuadamente la definición de la eutanasia y el suicidio asistido y dejar claros los requisitos para su práctica sin abusos, huyendo de apriorismos acomodaticios o territorios morales concretos que ni atañen al núcleo de la cuestión (los derechos fundamentales de las personas) ni tienen que ser necesariamente compartidos (el *derecho de todos a la integridad moral* está reconocido en la Constitución Española, Artículo 15) en las sociedades democráticas y plurales en las que conviven las distintas tradiciones confesionales.

Hemos de continuar "haciendo Bioética" mucho más que seguir hablando de ella o tratando sus asuntos con discursos reiterativos sin propuestas aplicables concretas. Hacer Bioética tiene bastante más de pragmático que de doctrinal, conlleva ante todo el compromiso de traducirse en la práctica, "a pie de obra"; y en lo que concierne a la eutanasia y el suicidio asistido, implica estar rotundamente al lado de la dignidad y el derecho de la persona enferma a decidir libremente, sin caer en pormenorizados tecnicismos que sobrepasen una información general suficiente, ni desviar la atención de lo primordial con exposiciones interesadas o con el fomento de temores infundados sobre la quiebra o derrumbe social que podría provocar su legalización.

El Estado como garante de la vida

Hay que insistir incansablemente en que el Estado debe estar inexcusablemente comprometido con el deber de respetar los derechos de la persona, sin vulnerar la confianza que recibe de los ciudadanos ni sobrepasar sus atribuciones.

Cuando la Declaración Universal de los Derechos Humanos y la Constitución (norma suprema del Estado) establecen que "todos tienen derecho a la vida" (a la existencia que ya se tiene) es obvio que los Estados no pueden garantizar la vida, pues en realidad el Estado ni obliga a crearla ni puede comprometerse a mantenerla indefinidamente y en condiciones idóneas, debiendo consistir su obligación en "protegerla" dentro de los límites posibles y respetando el derecho.

En este sentido es preciso recordar que a menudo se olvida o soslaya que la expresión *el derecho de todos a la vida* implica inequívocamente el *derecho de cada persona a la suya, incluyendo su final*, no el de otros (individuos, sociedad, Estado) a decidir sobre ella.

Se plantea entonces:

-¿Debe el Estado proteger tan rigurosamente *el vivir el morir* cercano de un enfermo terminal o *el morir el vivir* duradero de un enfermo terminado que expresan (o se demuestra que lo han hecho) su voluntad de morir, por considerarse obligado a mantenerlos en vida el máximo tiempo posible, aun a costa de graves sufrimientos de los enfermos? ¿O debe respetar la libre voluntad de los enfermos terminales y terminados que razonan y manifiestan repetidamente su deseo de morir conforme a su dignidad, limitándose el Estado a velar por el escrupuloso cumplimiento de determinados requisitos y ejerciendo el debido control para que no se cometan abusos?

-¿Se extralimita el Estado al penalizar la muerte digna pedida por el paciente (por lo tanto, *no arbitraria*, alevosa o unilateral) y sin conflictos para los implicados en acordarla, para con terceros o con la sociedad?

-Si un Estado hace suyos los contenidos de la Declaración Universal de Derechos Humanos y los mandatos constitucionales, ¿hasta dónde *injiere* en los *derechos personalísimos del enfermo a su propia e inalienable dignidad,* y consecuentemente *a su libertad de decisión, de pensamiento y de conciencia, a la intimidad, a la vida privada, al honor y a la propia imagen o en su derecho a no sufrir torturas o sufrimientos inhumanos y degra-*

dantes, al simbolizar el valor vida en abstracto, vida que si era un "bien individual y social" ya no lo es pues no reporta nada a al enfermo y a la comunidad, no quiebra valor social alguno ni obliga a seguir igual opción al que no acepta la eutanasia o el suicidio asistido?

En suma, la protección de la vida supone protegerla como una totalidad psicofísica personal y como bien social. Respecto a la vida biológica de un enfermo terminal o terminado ¿qué clase de vida global o bien social protege el Estado? Y en cuanto a su vida histórica, un tanto de la misma pregunta. Si aceptamos que los enfermos terminales y terminados deberían poder morir según determinan su dignidad y libre personalidad, la eutanasia y el suicidio asistido no son una agresión al *abstracto* y *relativizado* "valor vida", ni actuaciones punibles o con móviles inconfesables; al contrario, lo refuerzan, porque son actos de libertad en que la persona enferma es dueña de su modo de morir, que pide *cogestionar* con el médico como hizo con su enfermedad.

Algunas decisiones de autoridad sobre el rol del Estado

1. Eutanasia

-En la sentencia C-239/97 de 20 de mayo de 1997 de la Corte Constitucional de Colombia a favor de practicar la eutanasia por un médico a una enferma terminal de cáncer, se expresa: *El deber del Estado de proteger la vida debe ser compatible con el respeto a la dignidad humana y al libre desarrollo de la personalidad. Por ello, la Corte considera que frente a los enfermos terminales que experimentan intensos sufrimientos, este deber estatal cede frente al consentimiento informado del paciente que desea morir en forma digna.*

La decisión de cómo enfrentar la muerte adquiere una importancia decisiva para el enfermo terminal, que sabe que no puede ser curado, y que por ende no está optando entre la muerte y muchos años de vida plena, sino entre morir en condiciones que él escoge, o morir poco tiempo después en circunstancias dolorosas y que juzga indignas.

El derecho fundamental a vivir en forma digna implica entonces el derecho a morir dignamente, pues condenar a una persona a prolongar por un tiempo escaso su existencia, cuando no lo desea y padece profundas aflicciones, equivale no sólo a un trato cruel e inhumano, prohibido por la Carta (CP art. 12), sino a una anulación de su dignidad y de su autonomía como sujeto moral. La persona quedaría reducida a un instrumento para la preservación de la vida como valor abstracto.

Sigue la Corte Constitucional: *si un enfermo terminal que se encuentra en las condiciones objetivas que plantea el artículo 326 del Código Penal considera que su vida debe concluir, porque la juzga incompatible con su dignidad, puede proceder en consecuencia, en ejercicio de su libertad, sin que el Estado esté habilitado para oponerse a su designio, ni impedir, a través de la prohibición o de la sanción, que un tercero le ayude a hacer uso de su opción. No se trata de restarle importancia al deber del Estado de proteger la vida sino, como ya se ha señalado, de reconocer que esta obligación no se traduce en la preservación de la vida sólo como hecho biológico.*

El deber de no matar encuentra excepciones en la legislación, a través de la consagración de figuras como la legítima defensa, y el estado de necesidad, en virtud de las cuales matar no resulta antijurídico, siempre que se den los supuestos objetivos determinados en las disposiciones respectivas.

No sobra recordar que el consentimiento del sujeto pasivo debe ser libre, manifestado inequívocamente por una persona con capacidad de comprender la situación en que se encuentra. Es decir, el consentimiento implica que la persona posee información seria y fiable acerca de su enfermedad y de las opciones terapéuticas y su pronóstico, y cuenta con la capacidad intelectual suficiente para tomar la decisión.

La Corte Constitucional colombiana resolvió:

Segundo: *Exhortar al Congreso para que en el tiempo más breve posible, y conforme a los principios constitucionales y a elementales consideraciones de humanidad, regule el tema de la muerte digna.*[51]

-El 17.5.02 el Parlamento de Bélgica *aprobó la ley* que autoriza la eutanasia *al considerar que el proyecto de ley no estaba en contradicción con el derecho de cada persona a la vida*, remitiendo a la Convención Europea de Derechos Humanos y al Pacto Internacional sobre Derechos Civiles para dictaminar *que no existe ninguna obligación del Estado de proteger en toda circunstancia la vida de una persona contra su voluntad.*

2. Suicidio asistido/suspensión del tratamiento

-Karen Anne Quinlan, de 21 años, perdió el conocimiento el 17.4.1975 en una fiesta, y entró en coma profundo; en el hospital se le aplicó respiración artificial. Tres meses después los padres pidieron la retirada del soporte vital, que es denegado por el médico y el Comité del Hospital, y luego por un Tribunal. Presentan apelación al Tribunal Supremo del Estado de Nueva Jersey (EE.UU.), que el 30.3.76 autoriza desconectar el respirador a Karen y "que pueda morir en paz y dignidad"; manifiesta "no dudar que ningún interés estatal (de la sociedad) puede obligar a Karen a soportar lo insoportable, a vegetar unos pocos meses sin una posibilidad realista de regresar a una vida cognoscitiva; no tener la menor duda que si en esas desdichadas circunstancias Karen recobrase el conocimiento milagrosamente, y comprendiera su situación

[51] La profesora Luz María RESTREPO MEJÍA, de la Universidad de Antioquia (Medellín, Colombia), me facilitó hace tiempo esta Sentencia, lo que le agradezco de nuevo.

irreversible decidiría que le retiraran los aparatos, incluso aunque ello supusiera la eventualidad de su muerte natural; que siendo incompetente para ejercerlo, su derecho a la vida privada puede ser mantenido en representación suya por su guardián (el padre)". Afirma, "nos encontramos ante un punto en el que *los derechos del individuo están por encima de los intereses del Estado*; las normas y costumbres médicas tradicionales, si son impedimento para poder asistir al peticionario no son ni consistentes ni racionales". Y concluye que "la muerte subsiguiente no será un homicidio criminal en las circunstancias de este caso, sino la expiración de las causas naturales existentes". A Karen le retiraron el respirador el 17.5.76; siguió viviendo en su domicilio, alimentada por sonda, y murió el 12.6.85[52] (ver página 171 y nota).

-Nancy Beth Cruzan estuvo en estado vegetativo persistente de 1983 a 1990 tras accidente de coche. En Sentencia de 14.12.90 el Tribunal Supremo de los Estados Unidos expresó: "el Estado se excede desproporcionadamente en la defensa de la vida en abstracto al trasladar a ultranza esa defensa a la penosa situación de un enfermo terminal que no desea sufrir su morir, para quien la existencia en sus circunstancias carece del menor valor y el tiempo ha dejado de contar. Y que al conducir su celo protector por derroteros tan rígidos e insolidarios los Estados yerran de cruzada, pues mejor harían en desplegar tanto énfasis aplicándose a evitar las guerras, la pobreza, el hambre, las enfermedades fácilmente evitables o la violencia que tantas muertes ocasionan, y en las que su cuota parte de responsabilidad (de uno u otro modo) no puede ocultarse".

---

[52] El texto entrecomillado en este caso y los de Quinlan, Cruzan y Sampedro se tomó en parte de María CASADO: La eutanasia y su tratamiento en los Tribunales. Libro "Entre el nacer y el morir", Ascensión CAMBRÓN (coordinadora). Editorial Comares (Granada), 1998 (ver BIBLIOGRAFÍA).

Se rechazó que el Estado sea garante de la vida de Nancy si ese no era su deseo, "ya que *no existe ningún interés general legítimo de mantenimiento de la vida que pueda prevalecer sobre el de la propia persona*; por encomiable que sea el interés del Estado hacia la vida humana no puede fomentarlo apropiándose de la vida de Nancy Cruzan como símbolo para sus propios fines; y que *las vidas no existen con abstracción de las personas*, y pretender lo contrario no es honrar la responsabilidad del Estado, sino profanarla; cualquier Estado que quiera demostrar su compromiso para con la vida puede hacerlo ayudando a quienes luchan activamente por la vida y la salud; para este propósito, por desgracia, nunca le faltarán oportunidades sin que haga falta el pretender ejemplarizar con casos trágicos como el de Nancy Cruzan". Se autorizó la retirada de la sonda nasogástrica el 14.12.90, y Nancy Kruzan falleció 12 días después, el 26.12.90 (ver página 175).

Se reconoció que la alimentación e hidratación artificial son tratamientos, y pueden ser interrumpidos.

3. Rehusar/suspender el tratamiento

La retirada del tratamiento por parte del médico o equipo médico para no incurrir en ensañamiento entra dentro de la buena práctica profesional.

La negativa o rechazo del paciente a recibir un tratamiento está amparada por la ley (en España y en otros países).

-La jueza Elizabeth Butler Schloss del Tribunal Superior de Londres reconoció (en 2002) "*el derecho de los pacientes a rechazar un tratamiento médico aunque produzca su muerte*"; en las circunstancias de la llamada *Señorita B* consideró "que los pacientes creen que la vida es peor que la muerte" y autorizó su petición de que se le retirara el respirador (falleció a seguido) para "permitirla morir en paz y dignidad".

Enfoque de la argumentación con fines legislativos

1. La *dignidad* de la persona es el considerando definitivo para atender la petición de eutanasia o el suicidio asistido del paciente. *El quid de la cuestión está en su dignidad* (y en los pilares que brotan de la dignidad: los derechos a la libertad, intimidad, al libre desarrollo de la personalidad, a no sufrir tratos inhumanos y degradantes, a la propia imagen, etc.), en ese momento crucial de su existencia, reclamando morir según sus convicciones y sin sufrimiento.

Dentro de los cauces de convivencia y respeto a los derechos de los demás, la dignidad no es posible sin la libertad y autonomía individuales. Si propugnamos a secas la dignidad para el morir y a la vez la mutilamos negando su derecho a la libertad para decidir, se hace burla de la dignidad del enfermo.

Como vimos, en el Código Penal español (Artículo 143.4) se castiga a quien de forma activa y directa realiza la eutanasia a un enfermo terminal, aunque éste la haya pedido repetidamente, e igualmente al que actúe así en el suicidio asistido.

En nuestro país y en otros, por la penalización vigente a los que practiquen la eutanasia o el suicidio asistido, en los últimos tiempos hemos conocido hechos lamentables de pacientes forzados a buscar la muerte furtivamente, como si fueran delincuentes, después de ser aireados en los medios de comunicación sus frustrados deseos de morir con dignidad.

2. Recordemos:

-La Declaración Universal de Derechos Humanos: "En el ejercicio de sus derechos y en el disfrute de sus libertades, toda persona estará solamente sujeta a las limitaciones establecidas por la ley con el único fin de *asegurar el reconocimiento y respeto de los derechos y libertades de los demás, y que se satisfagan las justas exigencias de la moral, el orden público y el bienestar general de la sociedad democrática*" (Artículo 29). Y, "Nadie será sometido a torturas ni a penas o tratos crueles, inhumanos o degradantes" (Artículo 5).

Texto que refrenda la Constitución Española (Artículo 10º.2) al afirmar que "Las normas relativas a los derechos y las libertades fundamentales que la Constitución reconoce se interpretarán de conformidad con la Declaración Universal de Derechos Humanos y los tratados y acuerdos internacionales sobre las mismas materias ratificados por España"; y en el Artículo 15: "Todos tienen derecho a la vida y a la integridad física y moral, sin que, en ningún caso, puedan ser sometidos a *tortura* ni a penas o *tratos inhumanos o degradantes*".

-Por otra parte, en el Artículo 4 de la Ley 41/02, tantas veces citada:

"1. Los pacientes tienen derecho a conocer, con motivo de cualquier actuación en el ámbito de su salud, toda la información disponible sobre la misma, salvando los supuestos exceptuados por la Ley. La información comprende, como mínimo, la finalidad y la naturaleza de cada intervención, *sus riesgos y sus consecuencias.*

2. La información clínica, que forma parte de todas las actuaciones asistenciales, habrá de ser verdadera, se comunicará al paciente de forma comprensible y adecuada a sus necesidades y *le ayudará a tomar decisiones de acuerdo con su propia y libre voluntad*".

Así los hechos, y al analizar los apartados previos, es evidente:

1) que la en eutanasia y el suicidio asistido no hay conflicto con "*asegurar el reconocimiento y respeto de los derechos y libertades de los demás*"; muy al contrario, son actuaciones que los refuerza en tanto que sitúa en cada persona y hace recíprocos esos respeto y reconocimiento.

2) que, admitida la abstracción del aserto "*satisfacer las justas exigencias de la moral*", la relatividad de las conceptos morales en el mundo hace de la moral individual un reducto íntimo

inviolable sobre el que ningún otro supuesto debe prevalecer, y, por otra parte, cívicamente compatible con formas de interpretación moral distintas que puedan no ser compartidas (en este sentido, "el derecho de todos a la integridad moral" está reconocido en el Artículo 15 de la Constitución Española, y por el Artículo 16 "se garantiza la libertad ideológica, religiosa y de culto de los individuos, sin más limitación en sus manifestaciones que la necesaria para el mantenimiento del orden público protegido por la ley").

3) que la eutanasia y el suicidio asistido no impiden en modo alguno que "*se satisfagan las justas exigencias del orden público*", a no ser que se quiera dar a entender que el orden público puede ser alterado por grupos de presión de territorios morales opuestos, algo que, además de una banalidad, supondría una ofensa para el Estado, la Constitución y la inteligencia de los ciudadanos.

4) que en la práctica de la eutanasia y el suicidio asistido nada hay contrario a que "*se satisfaga el bienestar general*"; en primer lugar, porque el bienestar general no puede entenderse ajeno al bienestar de cada ciudadano, y el bienestar de las personas que solicitan la eutanasia o el suicidio asistido está precisamente en que ambos se autoricen para que puedan morir como desean, sin sufrimiento y a tenor de su dignidad; además, y aunque resulte incómodo constatarlo, la prolongación de la vida que no desean tales enfermos puede suponer un gasto público añadido que se detrae del general; y, finalmente, porque según se establece rotundamente en la Convención de Asturias de Bioética sobre los Derechos Humanos y la Biomedicina, vigente en España desde el inicio de 2000: "*El interés y el bienestar del ser humano han de prevalecer sobre el de la sociedad y la ciencia*" (Artículo 1).

5) que una "*sociedad democrática*" lo será en plenitud cuando se satisfagan y sean realmente efectivos los derechos y liber-

tades fundamentales de las personas, entre ellos el derecho a elegir libremente un final digno de su vida.

6) que el enfermo solicitante de la eutanasia o el suicidio asistido conoce "*los riesgos y consecuencias*", pero no considera el modo de morir solicitado como un riesgo o consecuencia indeseada si no *como una liberación,* expresión de su *dignidad* y reafirmación de su libertad y personalidad; en suma, no ayudarle a tomar y ver colmadas sus decisiones de acuerdo con su propia y libre voluntad y negárselas legalmente, atenta contra su dignidad, autonomía y autoestima.

7) que mantener en vida prolongadamente y contra su voluntad a una persona que padece una enfermedad o secuelas de una lesión que la inmoviliza, en completa dependencia de otros, y que a sí misma se considera una persona terminada, además de un acto inhumano, cruel y degradante que atenta a su dignidad y bienestar, es un incumplimiento de la ley por parte de los médicos que indicaron el tratamiento y cuyo deber profesional es retirarlo cuando ella lo pida, e informarle de sus consecuencias. En otro caso estaríamos ante un encarnizamiento o *ensañamiento profesional y social.*

8) que mantener en vida continuadamente y contra su voluntad a una persona enferma en circunstancias que no son las del paciente descrito en el párrafo precedente, pero que por las características y efectos de su enfermedad se considera a sí misma una *persona terminada*, merece los mismos calificativos de tortura, deshumanización y ensañamiento social que en el caso anterior.

Reflexiones para una legislación

La despenalización que permita la libre opción a una muerte digna en los supuestos aquí tratados (eutanasia, suicidio asistido, suspensión de un tratamiento o negativa al mismo), exige:

A) Ponderar los *valores en juego.*

En este sentido hemos de volver a la dignidad y a los valores vida (como existir biológico e histórico), libertad o autonomía, etc.

No se duda que la vida debe ser protegida por el Estado (y, por lo tanto, nadie tiene derecho a atentar contra la de otro *de forma arbitraria o intencionada*), pero no es menos cierto que las circunstancias concurrentes en la eutanasia y el suicidio asistido son condicionantes y han de ser tenidas en cuenta por el legislador a favor de la demanda del paciente y eximente de culpa para el médico/cooperador.

B) Ponderar las *razones.*

La eutanasia se realiza a un enfermo terminal con estricta sujeción a los requisitos que se incluyen en su definición:

-porque lo reclama su dignidad
-a iniciativa libre y voluntaria del enfermo
-a su requerimiento reiterado y con capacidad para decidir
-para evitarle el sufrimiento psicofísico

El suicidio asistido es solicitado por un enfermo no terminal:

-porque lo reclama su dignidad
-a iniciativa libre y voluntaria del enfermo
-a su requerimiento reiterado y con capacidad para decidir
-para evitarle el sufrimiento de soportar durante mucho tiempo una existencia que vivencia como una pesadilla torturante e inhumana.

C) Ponderar la *intención.*

La intención del enfermo terminal o terminado es conocida: finalizar con dignidad y libremente su vida.

La intención de quien ayuda directamente a la muerte digna de ambos pacientes no es acabar dolosa y *arbitrariamente* con su vida, no tiene metas oscuras u obtener beneficios o ventajas con ello, sino ayudar a morir al enfermo que se lo solicita.

D) Establecer las *garantías* contra los abusos y el delito:

a) Respeto escrupuloso de todos los requisitos para realizar la eutanasia:

-que se trate de un enfermo terminal que reclama el derecho a una muerte digna

-que padezca sufrimiento físico y/o psíquico

-que se cuente con el consentimiento del paciente en forma de:

-testamento vital o autorización previa, de manera directa o a través de su representante

-declaración ante Notario

-decisión conocida y compartida por terceras personas, sea por otro médico, un Comité de ética o testigos fiables

-intervención judicial en casos especiales (ancianos involutivos, incapaces jurídicos, etc.)

b) Respeto escrupuloso de los requisitos del suicidio asistido:

-que se trate de un enfermo no terminal en las condiciones aquí descritas, que reclama una muerte digna

-que el sufrimiento causado por su enfermedad, especialmente psíquico, le lleve a considerarse persona terminada

-que se cuente con la petición y consentimiento del paciente, en la forma de:

-testamento vital o una autorización previa, de forma directa o a través de su representante.

-declaración ante Notario.

-decisión conocida y compartida por terceras personas (es el caso de otro médico o testigos fiables) o un Comité de ética.

Será exigible la intervención judicial en los casos específicos (ancianos involutivos, incapaces jurídicos, etc.).

c) Respeto al derecho de los pacientes a negarse a un tratamiento o a pedir que se suspenda para que se cumpla su voluntad y sin sufrimiento.

d) Respeto a la autonomía profesional de los médicos para evitar el ensañamiento terapéutico con los pacientes, y aplicarles las medidas adecuadas para una muerte digna.

e) Penalizar los abusos e incumplimiento legales.

E) Establecer *exigencias de particular garantía.*

Debemos reconocer que se tiende a hacer una valoración distinta de la muerte según se trate de un anciano, de un niño o una persona en la madurez. De los ancianos, aunque lo sentimos dolorosamente, solemos decir con resignación: "en fin, era inevitable, tenía que ocurrir, ya había vivido su vida". De los otros nos resistimos a creer y admitir que hayan muerto, nos rebelamos contra un hecho que consideramos injusto: ¡qué desgracia!, ¡el pobre no tuvo tiempo de vivir!

Factores como la edad, el estado biológico y las condiciones mentales del enfermo no siempre le permiten obrar y decidir con lucidez, y puede estar sometido a situaciones que perturben su entendimiento y su voluntad. Es el caso, entre otros, de:

-el *envejecimiento involutivo* o involución senil, al que con frecuencia acompaña un estado de *deterioro gradual* o *pérdida irreversible de la capacidad cognitiva*[53]

-las *enfermedades* o *malformaciones* hereditarias o congénitas (parálisis cerebral, idiocia, etc.) que llevan a la inviabilidad o a la muerte rápida, o conllevan la incapacidad para consentir

-los *efectos terapéuticos* (medicación, anestesia, etc.).

En estas o parecidas circunstancias, o se cuenta con las debidas e inequívocas garantías de que la libre y razonada voluntad del enfermo era que se le practicare la eutanasia o el suicidio asistido, o estos no deberán realizarse bajo ningún concepto.

---

[53] La demencia senil, por ejemplo, se presenta en un 2,5% a los 60 años de edad, y en un 20 % a los 8O años.

Ya se dijo que

a) la voluntad libre y reiterada del paciente debe estar recogida como:

-documento de Instrucciones Previas, Voluntad anticipada escrita o Testamento vital, etc.

-voluntad manifiesta verbal, actual o previa, expresada ante testigos neutrales y fiables

-otorgamiento o apoderamiento ante el fiscal, juez o notario

b) la intervención judicial es preceptiva en casos de particular indefensión y vulnerabilidad (es el caso de ancianos involutivos, incapaces jurídicos, etc.).

Cuando han de decidir terceros (representantes legales), las rigurosas garantías de que se respeta la libre voluntad del paciente tienen la misma vigencia.

F) Establecer *qué profesional cooperador atiende la petición de eutanasia o de suicidio asistido.*

Ambos, en España afectan a sus protagonistas:

-al autor directo, médico o no, que actualmente sería penalizado por lo establecido en el artículo 143.4 del Código Penal.

-al enfermo terminal o al enfermo terminado, pues con la legislación presente nadie atenderá su petición.

Hay que recordar que la eutanasia y el suicidio asistido no consisten, simplista y equivocadamente entendido, en "acabar con la vida del paciente"; al contrario, consiste en "facilitar las condiciones dignas de su muerte, según su deseo". Y que cuando se afirma que en la eutanasia y el suicidio asistido hay un conflicto entre la libertad y la vida, si se definen con corrección lo que se crea no es un conflicto sino una *dimensión ética de coincidencia de dignidades y libertades* individuales, la del enfermo, sobre todo, y la del que los lleva a cabo.

G) Disponer de *los medios para la asistencia de los pacientes*, en consonancia con la decisión que tomen.

H) *Ofrecer otras alternativas.*

Los pacientes han de recibir la adecuada atención médica y psicológica, con evaluación de su estado físico y mental a fin de determinar si hacen sus peticiones a causa del dolor o en un estado psíquico alterado, depresivo u otros, en los que pueda estar indicado un tratamiento. Y se les deberán ofrecer alternativas (médica, unidades del dolor, cuidados paliativos, etc., psicológica, afectiva, espiritual, ocupacional, social, legal, jurídica, etc.) para que puedan decidir si desisten o no de su solicitud de eutanasia o suicidio asistido.

Rol del médico

En la eutanasia o el suicidio asistido intervienen al menos dos personas: el enfermo (terminal o terminado) que los solicita, y el que acepta ayudarles a morir.

¿Por quién deben ser realizados?, o, ¿quién debe cooperar para que los pacientes las realicen? ¿Debe ser un médico? ¿Puede ser otra persona no médico?

*El Código Penal español, aunque no menciona expresamente la eutanasia y el suicido asistido, en su Artículo 143 (LIBRO II. Delitos y sus penas. TITULO PRIMERO. Del homicidio y sus formas) da a entender ambas posibilidades, y sin especificar profesión alguna de quien las cause o coopere, ya que:

"2. Se impondrá la pena de prisión de dos a cinco años *al que*[54] coopere con actos necesarios al suicidio de otra persona.

3. Será castigado con la pena de prisión de seis a diez años si la cooperación llegara hasta el punto de ejecutar la muerte.

4. *El que* causare o cooperare activamente con actos necesarios y directos a la muerte de otro, por la petición expresa, seria e inequívoca de éste, en el caso de que la víctima sufriera:

[54] "Al que" y "el que", equivalen a "quien", sin distinción de sexo. Diccionario esencial de la lengua española. Edit. Espasa Calpe, 2006.

-una enfermedad grave que necesariamente conduciría a su muerte (nota: analogía con el *enfermo terminal*)

-o una enfermedad que produjera graves padecimientos permanentes y difíciles de soportar (nota: analogía con el *enfermo terminado*) será castigado con la pena inferior en uno o dos grados a las señaladas en los números 2 y 3 de este artículo".

*La Ley 41/2002 muestra sus contradicciones prácticas, pues establece que:

"El paciente o usuario *tiene derecho a decidir libremente*, después de recibir la información adecuada, *entre las opciones clínicas disponibles*".

"Todo paciente o usuario *tiene derecho a negarse al tratamiento*, excepto en los casos determinados en la Ley; su negativa al tratamiento constará por escrito".

"*Todo profesional* que interviene en la actividad asistencial *está obligado* no sólo a la correcta prestación de sus técnicas, sino al cumplimiento de los deberes de información y de documentación clínica, y *al respeto de las decisiones adoptadas libre y voluntariamente por el paciente*".

Así planteado, en lo que concierne a la eutanasia y el suicidio asistido es evidente que actualmente y con los impedimentos de la ley ni los pacientes pueden decidir libremente ni el médico puede atender sus peticiones, como lo es también que no hay ningún fundamento legal que impida a un enfermo negarse a recibir un tratamiento.

El que practicare la eutanasia o el suicidio asistido conduce humanamente la enfermedad a la muerte; no se apropia de la vida del enfermo para provocar la muerte con una decisión no consentida; al contrario, respetando la voluntad del enfermo manifiesta su firme talante profesional, personal y ético despojado de presiones, se siente útil para otra persona que pronto dejará de serlo y que con su auxilio acabará de sufrir.

Por lo tanto, la iniciativa e interés en la eutanasia o el suicidio asistido no son del que los práctica, sino de los enfermos que los piden. El médico/cooperador realizará, en cualquier caso, un acto de cogestión de la muerte del enfermo "humano, motivado y justificable", de un elevado nivel solidario y ético.

La vinculación del médico a tales prácticas viene dada por su estrecha relación con el paciente, relación médico/enfermo que habitualmente alcanza niveles de comunicación y confianza muy elevados.

En la citada Sentencia C-239/97 de la Corte Constitucional de Colombia a favor de practicar la eutanasia por un médico a una enferma terminal de cáncer, la Corte concluye que *el sujeto activo debe de ser un médico, puesto que es el único profesional capaz no sólo de suministrar esa información al paciente, sino además de brindarle las condiciones para morir dignamente. Por ende, en los casos de enfermos terminales, los médicos que ejecuten el hecho descrito en la norma penal con el consentimiento del sujeto pasivo no pueden ser, entonces, objeto de sanción y, en consecuencia, los jueces deben exonerar de responsabilidad a quienes así obren.*

Y, entre otros, la Corte resolvió: Primero: Declarar EXEQUIBLE el artículo 326 del decreto 100 de 1980 (Código Penal), con la advertencia de que en el caso de los enfermos terminales en que concurra la voluntad libre del sujeto pasivo del acto, *no podrá derivarse responsabilidad para el médico autor, pues la conducta está justificada.*

Considerando lo anterior, estimo que el/los médico/s siempre deberá/n participar en la práctica de la eutanasia y el suicidio asistido si no están penalizados, incluso en los casos en que otra persona no médica actúe de cooperadora voluntaria. Por lo demás, el *hospital* (o centro sanitario similar) es la institución más adecuada para dicha práctica, por la disponibilidad de medios personales y estructurales.

Por supuesto, hay que tener en cuenta la *objeción de conciencia* de los profesionales, pues:

1. Aunque la Constitución española solamente se refiriere a la objeción de conciencia al servicio militar (Articulo 30), según el Tribunal Constitucional en su Sentencia 53/85, de 11 de abril (en el recurso de inconstitucionalidad sobre el proyecto de Ley Orgánica de despenalización del aborto, Artículo 417 bis del Código Penal): "La objeción de conciencia forma parte del contenido del derecho fundamental a la libertad ideológica y religiosa reconocido en el Artículo 16.1 de la Constitución Española"[55], y, "como este Tribunal ha indicado en diversas ocasiones, la Constitución es directamente aplicable, especialmente en materia de derechos fundamentales". Y anticipa el Tribunal que "el derecho a la objeción de conciencia puede ser ejercido con independencia de que se haya dictado o no tal regulación".

2. En la *Carta Europea de Derechos Fundamentales* de la Unión Europea, proclamada en Niza el 7.12.00 y que entrará en vigor en 2009, se reconoce (Artículo 10.2) "el derecho a la objeción de conciencia, según las leyes nacionales que regulan su ejercicio".

De todos modos, lo antedicho no puede en absoluto significar que el paciente vea incumplido su deseo de morir, por lo que la Ley ha de prever que otro médico no objetor se responsabilice de llevarlo a cabo.

Sobre la situación legal en España

En 1995 contribuí en el Parlamento a la aprobación de la Ley Orgánica del Código Penal y con ello al Artículo 143, por el que se considera delito la práctica de la eu-

[55] En estrecha relación con la dignidad de la persona humana, el libre desarrollo de la personalidad (Constitución española, Artículo 10) y el derecho a la integridad física y moral (Artículo 15).

tanasia y el suicidio asistido. Hoy, por los motivos aquí argumentados, creo necesario resolver la situación y que ambas prácticas sean despenalizadas, lo que conllevaría: aprobación de la Ley correspondiente, modificación del Código Penal y de la Ley 41/02, y reformulación de los Testamentos vitales.

Obviamente, el Estado no es el causante de las enfermedades de los ciudadanos, pero ciertas normas obligan a algunas personas a pechar contra su voluntad con sus padecimientos, incluso durante largos años, en situaciones que sufren como un suplicio, una dura y parar ellos inexplicable prueba que hay que entender como una agresión inconstitucional a su dignidad y a sus derechos de personas libres.

La realidad objetiva es que al enfermo terminal y la persona enferma terminada les queda su dignidad y la libertad, ciertamente *lo mejor de sí mismos*, para gestionarlas ante la muerte según sus convicciones y preferencias, pero el Estado se las veta cuando no legisla al efecto o lo hace vulnerando su voluntad expresa.

Procede retomar una vez más nuestro Código Penal, en el que no hay una referencia al dolor o al sufrimiento, y sí a "graves padecimientos". En el Artículo 143 se establece:

"1. El que induzca al suicidio de otro será castigado con la pena de prisión de cuatro a ocho años.

2. Se impondrá la pena de prisión de dos a cinco años al que coopere con actos necesarios al suicidio de otra persona.

3. Será castigado con la pena de prisión de seis a diez años si la cooperación llegara hasta el punto de ejecutar la muerte.

4. El que causare o cooperare activamente con actos necesarios y directos a la muerte de otro, por la petición expresa, seria e inequívoca de éste, *en el caso de que la víctima sufriera* una *enfermedad grave que conduciría necesariamente a su muerte* (nota: analogía con el enfermo terminal), *o una enfermedad que produjera graves padecimientos permanentes y difíciles de*

soportar (nota: analogía con el enfermo terminado) será castigado con la pena inferior en uno o dos grados a las señaladas en los números 2 y 3 de este artículo".

En un análisis detenido del Artículo 143 se comprueba que el legislador ha reconocido la diferencia entre las actuaciones de los parágrafos 1. 2. y 3. (inducir o cooperar con actos necesarios al suicidio y ejecutar la muerte de otro) y los del parágrafo 4. (que atañe a causar la muerte de *otro que está enfermo* en los términos que expresa literalmente), y que esa diferencia de valoración no le indujo a anular la pena sino a rebajarla en uno o dos grados respecto a las de los parágrafos 2. y 3.

El legislador percibió la diferencia y la matizó, pero su sensibilidad para con esos enfermos no llegó al punto de regular de modo que pudieran optar libre y razonadamente por la eutanasia o el suicidio asistido, quedando como resultado en el Código Penal un desmedido rigor sancionador que en lógica y justicia debe desaparecer, con la supresión o modificando los apartados 3. y 4. en favor de la muerte digna.[56]

a) Eutanasia

¿No actúa el Estado excesivamente en su rol ejemplarizador de la protección del *bien vida* en casos tan específicos, personales y privados, inocuos para otros, para la sociedad y para el propio Estado, volcando su fuerza coercitiva sobre el deseo profundamente humano de morir en dignidad y libertad, sobre una vida, la del moribundo, ciertamente agotada y despersonalizada *por una enfermedad grave que conducirá necesariamente a la muerte*?

¿Cómo es posible que, reconocida por el Estado "la gravedad de la enfermedad y la irreversibilidad hacia la muerte cercana",

[56] En cuanto a que si no tuviere antecedentes el médico causante o cooperador activo no ingresaría en prisión, ese no es el fondo de la cuestión; su actuación sería la de un delincuente, que es precisamente lo que una ley sobre estas materias debería evitar.

vete el libre derecho del paciente a la eutanasia y penalice al médico autor? ¿Quién ajeno se aprovecha, o, qué se gana con ello? Nadie, nada.

b) Suicidio asistido

*Hay que ser muy conscientes de lo que supone para una persona enferma *sufrir permanentemente padecimientos graves y difíciles de soportar*. Es algo que a nadie se le puede desear, pues se trataría de mantener un drama existencial, una situación atroz, contra el deseo del paciente. Es algo, por supuesto, que en ningún modo puede enorgullecer o dejar indiferente al Estado ni a los ciudadanos.

-En la Declaración de su 41ª Asamblea, la Asociación Médica Mundial recuerda de forma elocuente que "la tragedia es que muchas personas en *estado vegetativo permanente* (EVP) viven durante muchos meses o años, si se les proporciona alimentación y otros medios artificiales".

-A los enfermos o lesionados no terminales con parálisis del tipo tetraplejia, en general conscientes, el padecimiento psíquico por su tremenda soledad interior en un cuerpo impotente, incontinente e inmóvil, y su total dependencia de otros para realizar las funciones fisiológicas, la vulneración constante de su intimidad (habitualmente con médicos y cuidadores diferentes), etc., puede llegar a abocarlos a considerarse un persona terminada que pide el suicidio asistido.

-A los enfermos no terminales con patologías como la demencia, la perspectiva de una degradación cognitiva y/o física les puede llevar a anticiparse a la intensificación y agravamiento de su deterioro y a solicitar el suicidio asistido.

* Hay que tener en cuenta igualmente que son pacientes que no pueden valerse por sí mismos, y que cumplirían sus propósitos si pudieran hacerlo. El Tribunal de la Sección 14 de la Audiencia Provincial de Barcelona, en resolución de 24.2.94 a petición de Ramón Sampedro, además de señalar, entre otros,

que "no es función de los tribunales suplir o rellenar vacíos u omisiones del ordenamiento jurídico", y que "corresponde al Poder Legislativo el promulgar la pertinente y necesaria norma", afirmó que *el Sr. Sampedro se puede dejar morir de hambre y que esta es una facultad natural y esencial integrada en el contenido jurídico de la propia persona* (nota: de modo que al no ayudar en el suicidio asistido solicitado a estos pacientes que no pueden valerse por sí mismos, se les anula esa *facultad natural y esencial*).

En consecuencia, objetivamente no sería impropio considerar *encarnizamiento* que se niegue a estos pacientes la ayuda que piden al suicidio asistido y obligarlos a vivir contra su voluntad en la postración, la dependencia total de otros y en muchos casos la agonía psicológica constante, a veces durante muchos años.

Y hemos de preguntar si el Estado es responsable de las *lesiones y menoscabo psíquico y moral* de esos enfermos, que dañan su dignidad y están tipificados y castigados en el Código Penal. Abundando en ello, la reclamación de daños y la restitución de sus derechos a las instancias oportunas, podría estar justificada por el perjuicio causado a los pacientes.

En la misma línea, la *Carta Europea de los Derechos de los Pacientes* (Roma, noviembre 2002), deja claro "que no intenta posicionarse en temas éticos" y *establece 14 derechos válidos* en los Sistemas de Salud europeos contemporáneos, entre ellos:

"11. Derecho a evitar el dolor y el sufrimiento innecesarios.

Todo individuo tiene derecho a evitar todo el sufrimiento y el dolor posibles, en cada fase de su enfermedad.

13. Derecho a reclamar.

Todo individuo tiene derecho a reclamar si ha sufrido un daño y el derecho a recibir una respuesta o información adicional. Debe darse una respuesta escrita exhaustiva a toda reclamación por parte de las autoridades del servicio de salud dentro de un período prefijado de tiempo. Las reclamaciones deben realizarse a través de procedimientos estándar facilitados por entidades independientes y/o asociaciones de ciudadanos, y no pueden perjudicar el derecho de los pacientes a emprender una acción legal o seguir con otras resoluciones alternativas para resolver el conflicto.

14. Derecho a la compensación.

Todo individuo tiene derecho a recibir una compensación suficiente dentro de un período de tiempo razonablemente corto cuando haya sufrido un daño físico, moral o psicológico causado por un tratamiento proporcionado en un servicio de salud".

c) Suspensión del tratamiento

-La suspensión justificada de un tratamiento a un enfermo terminal *por parte del médico*, por inútil o desproporcionado, y que de persistir puede llegar hasta el ensañamiento terapéutico, responde a la buena práctica profesional y está amparada por la ley.

-La retirada del tratamiento a un enfermo no terminal (enfermo terminado) en estado consciente o inconsciente, a petición del paciente, directamente o anticipada en Testamento vital, está amparada por la ley, aunque puede tener consecuencias indeseadas para el paciente y los médicos asistenciales.

¿Qué hacer entonces? Ante una petición fundada por parte del paciente de *retirada del tratamiento*, el médico o equipo médico que lo ha indicado y aplicado (respiración y/o alimentación artificial, etc.) ha de retirarlo, porque es un derecho del paciente recogido en nuestra legislación. Y no puede negarse a ello alegando que si quiere lo haga el propio paciente (que está absolutamente imposibilitado para hacerlo) pues cuando el médico aplicó el tratamiento el paciente se hallaba en las mismas condiciones y hubiera sido igual de descabellado proponer que el paciente se lo aplicara a sí mismo; sin olvidar que el médico ha de asistir al paciente en la muerte cuando se produzca.

¿Qué puede ocurrir con la retirada del tratamiento a un paciente que al solicitarlo expresa su voluntad de morir?:

-Provoca la muerte del paciente.

En tal caso es obligación y responsabilidad del médico atenderlo y evitar que sufra con la agonía (dolor, angustia, pánico, etc.).

-No provoca la muerte del paciente.

En este supuesto sería inhumano dejar que el enfermo fallezca lenta y angustiosamente de asfixia e inanición, por lo que el médico está obligado a evitar que sufra y a ayudarle a morir. Pero con la Ley actual el médico que obrara así incurriría en delito.

d) Negativa a un tratamiento

La suspensión del tratamiento a petición del paciente puede conducir directamente (probablemente no) a su muerte, como hubiera deseado. La actuación del médico es la del caso anterior, y conlleva hoy, en el supuesto de que el enfermo no muera, responsabilidad legal si le ayudara a morir.

e) Testamento Vital

En los contenidos de los Testamentos vitales regulados en los distintos territorios del Estado español hay muchas similitudes. Sin entrar en su análisis detallado, al ser en términos generales sus guías la Ley 41/02 y el Real Decreto 124/07 lo son también sus contradicciones e insuficiencias, en particular cuando se concretan y centran las instrucciones en determinados padecimientos (ver Valoración de los Testamentos vitales, página 71).

En conclusión:

-Muchos Estados movilizan generalmente recursos para atender lo mejor posible el morir de la mayoría de los pacientes.

-Algunos Estados se oponen a regular la eutanasia y el suicidio asistido y penalizan a los que las lleven a cabo o cooperen a ello. En ellos, la dignidad como valor distintivo y la igualdad como derecho fundamental se quedan en teoría (Declaración Universal de Derechos Humanos: "todos los seres humanos nacen iguales en dignidad y derechos"); y en frustración para el único perdedor: el enfermo que solicita ayuda a su morir; la persona, que nunca debe perder y menos en estas circunstancias, pierde; le quedan solamente su dignidad y su libertad, pero no le dejan satisfacerlas.

-Los Testamentos vitales presentan carencias para cumplir legalmente la voluntad del paciente en ciertas enfermedades o lesiones, lo que exige su reformulación sin resquicios.

Despenalización: razones y propuesta

Se debe despenalizar la eutanasia y el suicidio asistido porque:

-son actuaciones humanamente justificadas y motivadas

-no obligan a los enfermos en igual situación que no comparten tales opciones

-no dañan intereses de otros, de la sociedad y mucho menos del Estado, pues el único interés en causa es el del paciente por morir conforme a su dignidad, libertad, personalidad, autoestima y propia imagen.

*Para la despenalización de la eutanasia y el suicidio asistido, procedente y asentada en el respeto de los derechos humanos, habrá de tenerse en cuenta:

1) la dignidad y libertad de la persona como fundamentos.

2) la correcta definición de la eutanasia y el suicidio asistido, y de los enfermos que pueden solicitarlos.

3) el establecimiento para cada uno de ellos de:

a) los requisitos exigibles

b) las garantías generales

c) las garantías específicas

4) la determinación expresa del/los médico/s como cooperador/es necesario/s

5) la posibilidad de objeción de conciencia a la que puedan acogerse algunos médicos, y la previsión al caso de facultativos/ cooperadores no objetores.

6) la determinación del lugar más adecuado para las actuaciones, con el hospital en primer término.

7) la disponibilidad de personal y medios sanitarios generales y especiales (unidades del dolor, cuidados paliativos, etc.), sociales[57] y asistencia psicológica, espiritual y religiosa concretos[58], también como ofertas alternativas.

8) la información general adecuada del paciente y los familiares.

9) el asesoramiento, previo a la adopción de la norma, de las entidades implicadas en los aspectos de la atención a ésos enfermos.

10) el control efectivo de cada actuación, por una figura/ autoridad creada al efecto, y la valoración por un Comité de Bioética.

11) la penalización de los incumplimientos y abusos de la ley.

*Igualmente, la norma legal habrá de precisar:

-las circunstancias en que se puede rechazar o suspender un tratamiento a petición de los enfermos, o por decisión de los médicos sin que entren en colisión con la ley.

-la comprobación clínica de las consecuencias para el enfermo de la retirada del respirador y de la alimentación e hidratación artificiales, y las medidas que se deben adoptar para cumplir la voluntad del enfermo de morir sin sufrimiento.

---

[57] Por ejemplo, los derechos y prestaciones que otorga la Ley 39/06, de 14 de diciembre, de Promoción de la Autonomía Personal y Atención a las personas en situación de dependencia (BOE nº 299, de 15/12/2006).

[58] Declaración de Lisboa sobre los Derechos del Paciente (34ª Asamblea Médica Mundial, Lisboa, Portugal, Setiembre/Octubre 1981): "f) El paciente tiene derecho a recibir o rechazar el consuelo moral y espiritual, incluso la asistencia de un sacerdote de una religión determinada".

-la autorización para la donación de órganos.

La ley de despenalización conllevaría:

-la derogación del Artículo 143.4 del Código Penal (o su modificación para que no sea punible la causación o cooperación hasta que la Ley despenalizadora entre en vigor)

-la modificación del Artículo 11 de la Ley 41/2002 de autonomía del paciente y del Real Decreto 124/2007 sobre el Registro nacional de Instrucciones previas

-la reformulación del los Testamentos vitales para corregir sus insuficiencias, de modo que su aplicación respete sin trabas la dignidad y autonomía de los pacientes y garantice legalmente la actuación de los médicos y/o cooperadores que realicen la eutanasia y el suicidio asistido.

A modo de síntesis

Sobre las actuaciones aquí tratadas:

1. La eutanasia o el suicidio asistido *nunca se realizarán de forma indiscriminada*, sino en pacientes diagnosticados como terminales o terminados. Y se deberá contar como premisa inexcusable con su *consentimiento informado* (en las distintas posibilidades y modalidades).
2. Los pacientes deben ser *adecuadamente estudiados* física y psicológicamente, para valorar si toman su decisión a causa del dolor o durante fases depresivas o por otros trastornos psíquicos.
3. Los pacientes *deben ser informados sobre las alternativas* a su petición de muerte digna (cuidados paliativos, unidades del dolor, asistencia psicológica y espiritual, etc.).
4. La *retirada o la negativa del paciente* a la aplicación de un tratamiento, en especial del respirador artificial o la sonda de alimentación, le puede provocar sufrimiento

más o menos duradero y agonía que les hay que evitar. Por lo tanto, suspender un tratamiento o no aplicarlo no puede significar en modo alguno que el paciente queda desamparado y a su suerte, dejándole ir muriendo de agobiante disnea, hambre, sed, dolor, etc. Muy al contrario, el enfermo siempre debe recibir la asistencia médica apropiada (y del entorno familiar o espiritual si lo reclama) que le facilite un final digno, sin dolor ni sufrimiento.

5. Se debe *evitar el ensañamiento terapéutico* derivado del mantenimiento a ultranza de medidas desproporcionadas e inútiles, o por la prolongación de una vida no deseada por el paciente.

Estoy convencido que la legalización de la eutanasia y el suicidio asistido contribuirá a reforzar la sociedad como organización de ciudadanía efectiva y plural de todos.

VIII Referencia legislativa y judicial[59]

Australia

-La Ley de muerte natural (*Natural Death Act 1988)* del Northern Territory de Australia permite a un adulto competente cubrir una Directiva anticipada en la que rechaza la aplicación de medidas extraordinarias en el caso de que sufra una enfermedad terminal.

-La Ley de Tratamiento Médico (*Medical Treatment Act 1994*) permite a un adulto con capacidad para obrar hacer una Directiva sobre la retirada o la aplicación de un tratamiento en situaciones concretas, así como otorgar poder a esos efectos a un representante legal para el caso de que él llegara a ser incompetente.

-El 24.5.1995 el Parlamento del Northern aprobó la Ley del derecho del paciente terminal *(Right of the Terminal Ill Act 1995*), *primera ley en el mundo* que legalizaba la eutanasia. Entró en vigor el 1.7.1996 y fue derogada el 25 de marzo de 1997. El enfermo que solicitaba la eutanasia debía ser mayor de edad, sufrir una enfermedad incurable diagnosticada por dos médicos, tener dolores graves difíciles de aliviar, y no padecer depresión ni enfermedad mental. El paciente, con la información debida, haría al médico una primera solicitud de eutanasia y otra por escrito una semana después; otro médico debía confirmar el diagnóstico y al cabo de 48 horas se aplicaba la eutanasia o se le asistía al suicidio.

[59] Algunas de ellas, y de forma escueta.

-En el Estado de Queensland la ley castiga con cadena perpetua la asistencia al suicidio, y se considera supuesto cómplice al que esté presente.

EE.UU.

-El 8 de noviembre de 1994 se aprobó en el Estado de Oregón la *Ley de la Muerte con Dignidad* (*Death with dignity Act*) legalizando el suicidio asistido. Debía entrar en vigor el 8 de diciembre, pero el día anterior un juez federal la suspendió temporalmente. Casi tres años más tarde la Corte de Apelación invalidó aquella suspensión, y la Ley está vigente desde el 27 de octubre de 1997.[60]

La ley permite a los enfermos adultos, con esperanza de vida inferior a seis meses y con capacidad para obrar, solicitar a sus médicos fármacos letales, si su petición es voluntaria y meditada tras ser asesorados sobre otras alternativas. Por lo menos dos de los médicos deben certificar que los pacientes están en posesión de sus plenas facultades mentales. La dosis, recetada por un médico, se la tiene que administrar el propio enfermo.

-El 2 de noviembre de 1999 la Cámara de Representantes de los EE.UU. aprueba una ley que establece como delito la administración de fármacos para ayudar a morir a enfermos terminales (modificación de la *Ley de Sustancias Controladas*, que autorizaba la eutanasia) pero no se opone a la administración de fármacos aunque acorten el proceso de la muerte. La American Medical Association (AMA) decidió apoyar dicha Ley.

-El 17.1.06 el Tribunal Supremo de EE.UU. frustró el intento de la administración Bush de ilegalizar la eutanasia en el Estado de Oregón, en sentencia que confirmó la de mayo de 2004 de un Tribunal federal.

-El Estado de Washington acaba de aprobar la *Ley I-1000, que* permite a los pacientes en estado terminal recurrir al suici-

[60] Fue objeto de dos referendos aprobatorios de los ciudadanos de Oregón, y se ha aplicado en más de 200 casos de enfermos terminales.

dio médico asistido. La norma sigue a la de Oregón, y permite que un paciente se administre a sí mismo medicación letal.[61]

Holanda

-Pese a lo establecido en el Código Penal (Artículos 293 y 294), la eutanasia se había venido realizando si se cumplían los requisitos establecidos de acuerdo con el Colegio de Médicos de la Reina (*Informes Remelink*; Jan Remmelink, Fiscal General, 1991 y 1996).[62]

-El 28.11.00 el Congreso aprueba la *Ley de prueba de petición de terminación de la vida y ayuda al suicidio* (ratificada más tarde por el Senado), siendo el segundo país del mundo en legislar al efecto. Entró en vigor después de su publicación oficial el 26 de marzo de 2002. Esa ley autoriza la eutanasia en enfermos terminales con sufrimientos insoportables físicos y psíquicos que la pidan repetidamente y en uso pleno de la razón, a los que se deberán ofrecer alternativas; el médico habrá de contar con la opinión de otro médico, quedando eximido de responsabilidad penal.

Se exigen garantías y control por parte de una Comisión especial de prueba (que existía desde 1998, y que en su primer año recibió unas 2500 peticiones de autorización). Si la Comisión tiene dudas podrá pedir opinión al fiscal.

No será aplicada a enfermos no terminales (en ese caso se penaliza con 12 años). Los jóvenes de 16 y 17 años decidirán por sí mismos, aunque se tendrá en cuenta la opinión de los padres, y si tienen entre 12 y 16 años necesitan la autorización de sus padres.[63]

---

[61] Diario Médico.com, 7.11.08

[62] En 2003 se elaboró un nuevo Informe por los catedráticos de Salud Pública J. VAN DER MAAS, Universidad Erasmus de Rotterdam y G. VAN DER WAAL, Universidad Libre de Ámsterdam.

[63] Por acuerdo de los Ministerios de Sanidad y Justicia se establece que los enfermos de Alzheimer pueden ser candidatos a la eutanasia.
El Ministro de Sanidad Els BORST, es partidario de la llamada píldora de suicidio (Drion pill) para personas mayores que estén cansadas de vivir.

-El 2.9.04 y de acuerdo con las autoridades judiciales, el Hospital de Gröningen aprobó un Protocolo para realizar la eutanasia en niños con enfermedades incurables y terminales. Se precisará autorización de los padres y la opinión de un segundo médico.

Bélgica

El 17.5.02 el Parlamento belga aprobó la *Ley relativa a la eutanasia* que autoriza esta práctica, ratificando la aprobación que ya había hecho el Senado el 25 10.2001, "al considerar que el proyecto de ley no estaba en contradicción con el derecho de cada persona a la vida", remitiendo a la Convención Europea de Derechos Humanos y al Pacto Internacional sobre Derechos Civiles para dictaminar *que no existe ninguna obligación del Estado de proteger en toda circunstancia la vida de una persona contra su voluntad.*

La Ley define la eutanasia como "acto practicado por un tercero que pone intencionadamente fin a la vida de una persona a petición de ésta". El médico que realice la acción no comete infracción si se ciñe a los requisitos establecidos: "el paciente debe ser mayor de edad, capaz y consciente en el momento de presentar su petición de que se le practique una eutanasia (petición que realizará de forma voluntaria, razonada y reiterada) debe padecer sufrimiento físico o psíquico constante e insoportable que no puede ser calmado, causado por una afección accidental o patológica incurable; el médico se cerciorará que no hay otra solución y deberá consultar a otros dos facultativos antes de practicar la eutanasia, e igualmente debe dejar pasar como mínimo un mes desde que el paciente hizo su petición por escrito".

Practicada la eutanasia, se considera que el enfermo murió de muerte natural. A los cuatro días el médico presentará un informe en el registro de la Comisión Federal de Control y Evaluación (formada por 16 miembros) de la aplicación de la ley de eutanasia, Comisión que decidirá si ha actuado conforme a la ley. Si dos tercios de la Comisión consideren que no ha sido así, se enviará el caso al fiscal del tribunal del lugar en que se produjo el fallecimiento, que tomará las medidas pertinentes. La ley también establece que todo paciente debe disponer de cuidados paliativos en el marco del acompañamiento al final de la vida.

Luxemburgo

Es el tercer país de la Unión Europea, después de Holanda y Bélgica, con legislación sobre la eutanasia.

El 19.2.08 se aprobó la *Ley sobre el derecho a una muerte digna* que despenaliza la eutanasia en pacientes mayores de edad o menores emancipados que sufran una enfermedad irreversible, en fase terminal, sin perspectivas de mejora y con padecimientos físicos o psíquicos insoportables y permanentes.

La ley regula el testamento vital para que el enfermo pueda dejar constancia escrita de su voluntad, que pasará al registro de la Dirección de Salud pública.

Suiza

Aunque no está legalizada la eutanasia, se considera que ayudar a morir a un enfermo terminal es un "acto humano". El suicidio asistido no está penalizado, ya que el Código Penal establece que "no hay delito siempre que no haya motivaciones egoístas en dicha asistencia". La asociación suiza Dignitas asesora y ayuda a personas que quieren suicidarse, facilitándoles a tal fin los fármacos y un lugar adecuado y tranquilo.[64]

Las cifras varían según la fuente de información, y se asegura que unos 150 ingleses y un centenar de alemanes murieron en Suiza por suicidio asistido.

[64] Ver CASUISTICA: Reginal Crew, Robert y Jennifer Stokes (2003), Lilian Boyes (1992), Daniel James (2008), etc.
-Algunos pacientes han manifestado que no pueden recurrir a Dignitas porque cobra hasta 6.000 euros, de lo que se han hecho eco los medios de comunicación.

Reino Unido

No hay legislación específica sobre la eutanasia y el suicidio asistido. A la eutanasia se le considera asesinato, y el autor puede ser condenado a 14 años de prisión (*Ley del suicidio*, 1961).

Es legal que un enfermo rechace un tratamiento que solo sirva para prolongar la vida, y el tratamiento médico puede ser retirado cuando se demuestra su inutilidad.[65]

-En mayo de 2006 la Cámara de los Lores rechazó (y propuso una demora de 6 meses) el proyecto de ley en que se autorizaba a los médicos realizar la eutanasia en enfermos terminales con sufrimientos insoportables.

Francia

-La eutanasia está prohibida, al ser tenida por incompatible con la ley, la práctica médica y la ética. El Código Penal considera la eutanasia un homicidio, con condena de cadena perpetua. Se tolera la abstención terapéutica (también llamada eutanasia pasiva), con retirada del tratamiento (como el cardiorespiratorio) a los enfermos terminales.

-El 12 de abril de 2005 el Senado francés aprobó la *Ley sobre derechos de los enfermos y final de la vida* (llamada Ley Leonetti). En su ambigüedad permite aliviar el dolor del enfermo con dosis de calmantes que puedan llegar a acortar la vida, así como retirar tratamientos (a petición directa del afectado o de una persona designada previamente por él) como la respiración asistida o alimentación por sonda, evitando en todo caso el ensañamiento terapéutico: "un acto que se considera inútil, desproporcionado o sin otro efecto que sólo mantener artificialmente la vida, puede ser suspendido o no emprendido". Pero no es legal la llamada eutanasia activa por administración de productos químicos.

---

[65] Ver CASUÍSTICA: Jean Humphry (1978), Harold Shipman (2000), Dianne Pettry (2001) o el de la Señorita B (2002), con sentencia que permite que los pacientes, también los no terminales, puedan rehusar el tratamiento aunque les cause la muerte.

Alemania Federal

La eutanasia es ilegal, aunque una persona insista en solicitarla. La muerte digna ha sido intensamente debatida ya desde 1984, en relación con algunos casos,[66] y desde que se legalizó en Holanda.

El suicidio asistido en general no se considera un delito, siempre que la muerte sea provocada por el mismo suicida. Pero si el cooperador/a es un médico o un pariente próximo podrá ser procesado al ser considerado que es responsable de la vida del enfermo o del familiar.

Finlandia

Se distingue entre eutanasia activa (no es legal) y pasiva (está autorizada) por retirada del tratamiento a un enfermo terminal.

Dinamarca

Por la Ley de 1998 sobre derechos de los enfermos (*Lov om patienters retsstilling*) es legal la retirada del tratamiento a un enfermo terminal. La eutanasia o el suicidio asistido son ilegales.

Portugal

La eutanasia y el suicidio asistido (que se considera eutanasia pasiva) son ilegales, con penalización de hasta 3 años de prisión.

Italia

La Audiencia Provincial de Milán autorizó el 9.7.08 que se deje de alimentar e hidratar a una mujer de 33 años que lleva 16 años en estado vegetativo, una sentencia que ha reabierto el debate sobre la eutanasia en Italia.[67] No se ha cumplido, por decisión ministerial.

Escocia

-En 1995 la Corte Suprema de Escocia sentenció que a la Sra. Johnston, desde hacía tres años en coma vegetativo, le fuera retirada la alimentación por sonda y pueda morir.

---

[66] Ver CASUISTICA: Julius Hacketahl (1984), Michaela Boeder e Ingrid Frank (1988), Bettina Shardt (2007) y oncóloga de la Clínica Paracelsus (2008).

[67] Inicio.es. Efe/La Vanguardia, 9.7.08

-En marzo de 2006, la diputada del Parlamento escocés Margo MacDonald anunció la presentación de un proyecto de ley en octubre de 2008 sobre el derecho de un paciente a escoger el momento de poner fin a su vida con ayuda ajena.

La parlamentaria afirma que el sistema autorizado y aplicado en Holanda es preferible a tener que viajar a Suiza para quitarse la vida en una clínica especializada, algo que han hecho hasta ahora un buen número de ciudadanos británicos y alemanes.[68]

Israel

El 8.12.2005 el Parlamento israelí (Keneset) aprobó la *Ley de eutanasia pasiva* (en vigor desde 2006, tras seis años de debates). Los enfermos terminales mayores de 17 años con pronóstico médico de menos de seis meses de vida podrán rechazar que se les apliquen medios artificiales para alargar su existencia. La eutanasia activa y la retirada de la alimentación no se autorizan, por impedirlo la ley religiosa, pero con autorización de los tribunales se pueden desconectar del paciente terminal los medios técnicos.

Una vez tomada la decisión de retirar el respirador, *e*l método más empleado será el utilizado por los fieles judíos para encender y apagar los electrodomésticos durante el *Sabbat* y otras festividades religiosas, cuando a los judíos practicantes no les está permitido hacerlo manualmente. Se conecta al respirador artificial un reloj que funcionará durante las siguientes 24 horas, y transcurridas 12 horas, se encenderá una luz que permitirá al paciente, o a las personas en las que ha delegado, decidir si continuar o no.

La ley no contempla los casos de estado vegetativo, pero sí la creación de un registro para que los ciudadanos, sobre todo los enfermos crónicos y los ancianos, puedan dejar constancia de su voluntad de someterse a la eutanasia pasiva o delegar la última decisión en un familiar. De tales documentos se deja

[68] Efe/El País.com 31.10.08

constancia en una base de datos a la que accederán todos los hospitales, y deberán ser renovados cada cinco años.

Colombia

-Sentencia C-239/97 de la Corte Constitucional a favor practicar la eutanasia por un médico en una enferma terminal de cáncer. El 20.5.97 (por 6 votos a favor y 3 en contra) la Corte Constitucional resolvió: Primero: Declarar EXEQUIBLE el artículo 326 del Decreto 100 de 1980 (Código Penal), con la advertencia de que en el caso de los enfermos terminales en que concurra la voluntad libre del sujeto pasivo del acto, no podrá derivarse responsabilidad para el médico autor, pues la conducta está justificada. *Segundo*: Exhortar al Congreso para que en el tiempo más breve posible, y conforme a los principios constitucionales y a consideraciones elementales de humanidad, regule el tema de la muerte digna.

-Hay en marcha un Proyecto de Ley 05/2007 "por la que se reglamentan las prácticas de la eutanasia y la asistencia al suicidio" y se dictan otras disposiciones; actualmente en trámite, el 17.9.08 la Comisión primera del Senado aprobó el Proyecto de Ley (la Ponencia se publicó en la Gaceta del Congreso de 23.8.2007).

Argentina

-No existe normativa nacional sobre la eutanasia y el suicidio asistido.

-A mediados de octubre de 2008 el parlamento de la provincia Río Negro (sur del país) aprobó por unanimidad la *Ley en favor de los derechos de los enfermos terminales*, en el sentido de poner límites terapéuticos o no aplicar tratamientos para prolongar su vida innecesariamente. La norma permitirá a los pacientes de ese distrito rechazar tratamientos como la cirugía, la hidratación, la alimentación y la respiración o reanimación artificiales si son desproporcionados a las expectativas de recuperación y ocasionan dolor o sufrimiento intenso. Todos los hospitales públicos y privados deberán contar con programas de cuidados paliativos y de atención a domicilio.

Japón

El 28 de marzo de 1995 la Corte del Distrito de Yakahoma (Japón) condenó al doctor Tokunag a dos años de prisión por terminación ilegal de la vida de un enfermo de cáncer terminal que no había dado su consentimiento, sentencia que luego se suspendió. La Corte estableció cuatro condiciones para permitir la eutanasia en Japón: el paciente ha dado su consentimiento con claridad, su muerte es inevitable e inminente, sufre un dolor físico inaguantable y se han tomado todas las medidas posibles para eliminar el dolor.[69]

-La Asociación Japonesa de Medicina Aguda aprobó el 18.7.07 las directrices para la práctica de la eutanasia a enfermos en estado de muerte cerebral y a enfermos terminales que lo han solicitado por escrito y cuenten con el apoyo de la familia, o por decisión del equipo médico cuando se desconoce la voluntad del enfermo y la familia no es capaz de decidir.

España

*El Código Penal castiga la eutanasia y el suicidio asistido en el Artículo 143.4., citado ya varias veces.

**Parlamento*

-El 21.3.01 el Pleno del Congreso de los Diputados rechazó una Proposición de Ley de despenalizalición de la eutanasia presentada por IU y el Grupo Mixto, con 175 votos en contra (PP, CiU y CC) y 112 abstenciones (PSOE y PNV).

**Territorial*

-Cataluña

El 26.4.2000 el Parlamento Catalán rechazó una ley sobre eutanasia.

---

[69] La legislación japonesa no se pronuncia específicamente sobre la eutanasia, pero algunos jueces la consideran aplicable cuando es solicitada por un paciente terminal que no responde a ningún tratamiento para aliviar su sufrimiento, y para justificar que se retire la respiración artificial.

-Andalucía

En 2008 la Consejería de Sanidad anunció que el Parlamento de Andalucía legislará (probablemente la *Ley de Derechos y Garantías de la Dignidad de las Personas en el Proceso de la Muerte,* también conocida como *Ley para una Muerte Digna*) sobre determinadas actuaciones en caso de enfermedad terminal, excluyendo la eutanasia y el suicidio asistido, en cumplimiento de lo previsto en el artículo 20 del Estatuto: "Todas las personas tienen derecho a recibir un adecuado tratamiento del dolor y cuidados paliativos integrales, y a la plena dignidad en el proceso de su muerte".[70]

[70] 20Minutos.es, 21.5.08; Ya, 3.9.08; Público, 13.11.08

IX Casuística

La recopilación que sigue remite a algunos hechos conocidos de la opinión pública y que en su momento influyeron en nuevas interpretaciones desde el punto de vista médico, en la toma de decisiones judiciales, y, particularmente, en la aprobación de normas legales de diverso alcance.

La descripción de cada caso no es pormenorizada, y su ubicación en uno u otro apartado no siempre resulta fácil, en particular cuando no está demostrado si hubo consentimiento o no, si la ayuda del cooperador/a se produjo directa o indirectamente, si se suspendió o rehusó un tratamiento y su relación con el suicidio asistido, etc.[71]

1. Eutanasia

Año 1978

Derek Humphry, periodista inglés del Sunday Times, ayudó a morir a su mujer Jean en 1975, que padecía un tumor óseo en fase terminal, y después publicó un libro sobre el hecho, *El camino de Jean*, que fue un *bestseller*. Fue investigado por ello, y la Fiscalía acordó el mismo año no procesarle.[72]

Año 1984

Julius Hacketahl, médico alemán, fue acusado en 1984 de poner a disposición de Hermy H., enferma terminal de 69 años

[71] Por otra parte, la información sobre cada suceso no cita a todos los medios, y se ha resumido.

[72] El País, 7.3.93; El Mundo, 1.9.2001

hospitalizada por un tumor expansivo en la cara, cápsulas de cianuro que ella misma se administró, acabando con su vida.

Un año después un tribunal de Múnich (República Federal de Alemania) falló que no podía ser juzgado porque la propia paciente había tomado el cianuro "libremente y sabiendo lo que hacía". Hackethal presentó un video en una Conferencia en Los Ángeles, sin recoger el momento de la muerte. Posteriormente se le retiró la licencia médica.[73]

Año 1996

A Bob Dent, misionero de 66 años de la Iglesia Episcopal de Inglaterra (después se convirtió al budismo), le diagnosticaron cáncer en 1991; en una carta escribió: "Si alguien no está de acuerdo con la eutanasia voluntaria, entonces no la utilice, pero no me roben el derecho de utilizarla a mí". Ante su esposa, el doctor Nitschke le ayudó a ponerse una inyección que le causó la muerte.[74] Dent fue el primero en acogerse a la ley australiana sobre eutanasia, en vigor desde el 1 de julio de 1996, y que en marzo de 1997 fue derogada.

Año 1997

Janet Mills, de 52 años y enferma terminal de cáncer, falleció el día 2.1.97 al administrarse una dosis letal de droga. Es la segunda persona que se acogió a la aplicación de la única ley vigente en el mundo que permitió la eutanasia, en el norte de Australia, de 1996. En presencia de su esposo y un hijo, Janet puso fin a tres años de sufrimiento en su lucha contra un tipo de cáncer de piel, asistida por el doctor Philip Nitschke, que ayudó igualmente a morir el pasado septiembre a Bob Dent, de 66 años, también enfermo de cáncer. "Creo que la eutanasia es lo mejor que existe para los enfermos que no tienen posibilidad de mejorar, ya que acaba con un sufrimiento innecesario", dijo Janet la víspera de su muerte, en una carta difundida por Internet.[75]

---

[73] El País, 8.8.87; Criminalistic.org/DescargablesPDF/eutanasia

[74] El Mundo, 27.9.96: El Mundo, 27.9.96

[75] El País/Efe, 7.1.97; El Mundo, 7.1.97

Año 1998

Christine Malévre, enfermera de 28 años del Centro médico Francois Quenay, cerca de París, fue acusada de homicidio voluntario por matar entre 1997 y 1998 a 30 enfermos terminales con sobredosis de potasio o morfina "para poner fin a sus sufrimientos", al parecer y según el fiscal, a petición de ellos o sus familiares. El juez la dejó en libertad.[76]

2. Suicidio asistido

Año 1988

Ingrid Frank, joven alemana tetrapléjica a causa de un accidente de tráfico, en marzo de 1988 se valió de un magnetófono para manifestar la tortura que sufría y su constante necesidad de la ayuda de otros, e ingirió en solitario con una paja una solución de cianuro que le causó la muerte (se cree que le asistió una mujer de 78 años, activista del derecho a la muerte digna). Lo grabó en un video y solicitó que se legislara adecuadamente.[77]

Año 1992

Lilian Boyes, inglesa de 70 años, que padecía una artritis reumatoidea, úlceras en las piernas penetrantes hasta el hueso y fracturas vertebrales que le causaban intensos dolores refractarios a la morfina que le había administrado durante trece años el médico dermatólogo Nigel Cox, pidió insistentemente a éste la eutanasia voluntaria. Con el consentimiento de los hijos de Lilian, el médico accedió al fin y le administró cloruro de potasio, causándole la muerte pacífica, como deseaba. A resultas del juicio (ella ya había sido incinerada) Cox sufrió una condena condicional de doce meses. El Con-

[76] El Mundo, 26.6.98; El País/Efe, 17.4.99

[77] Newsweek, 14.3.88; GAFO, J.: La eutanasia y la ética del buen morir. Revista Médica Uruguay 1990, 6; HUERTA, I. y SUMUANO, O.; Gente.com num. 108, 15.5.08

sejo General de Médicos le permitió que siguiera ejerciendo la medicina.[78]

Año 1994

-La Corte Suprema de Holanda no condenó al psiquiatra Zaak Boudewijn Chabot, acusado de asistir el suicidio en febrero de 1993 de una paciente (Netty Boomsman, nombre ficticio) con una fuerte depresión, que había manifestado expresamente su deseo de morir y no quería recibir tratamiento psiquiátrico. Con la sentencia se provocó la primera ampliación de la ley, y a partir de entonces la eutanasia se podía aplicar a un paciente que desee morir aunque no sea un enfermo incurable en estado terminal. El Gobierno compartió la decisión de la Corte, sin atender la decisión de la Corte Médica Disciplinar, que amonestó a Chabot por no haber tratado médicamente la depresión de la enferma esperando su resultado antes de realizar la asistencia al suicidio, y por considerar a la paciente capacitada para tomar ese tipo de decisión.[79] Después de la sentencia el Fiscal General retiró otras once acusaciones de casos de eutanasia de enfermos no terminales.[80]

-Sue Rodríguez, mujer canadiense de 41 años que padecía enfermedad de Lou Gehrig (esclerosis lateral amiotrófica, ELA), vivió durante años sabiendo que su deterioro era pro-

---

[78] BBC News: Euthanasia, An Overviw, 12.5.99; 5.txtEUTANASIA: InghilTerra=The law In the United kingdom, 6 october 1999.

[79] Una semana despues una Corte Distrital de Holanda absolvio al Dr. PRINS, ginecólogo que había provocado la muerte de un niño de veintiseis días, enfermo de trisomía 13 (síndrome de Patau) con malformaciones múltiples y retraso mental y motor muy graves, que suelen causar la muerte a las pocas semanas de vida; aunque el cargo de asesinato había sido legalmente probado, la Corte dijo que la actuación del médico era justificable y que actuó responsablemente y de acuerdo con la ética médica vigente. El 4.4.96 la Corte de Apelación llegó a igual decisión.
-La eutanasia neonatal es una práctica en Holanda: el 45% de los neonatólogos (sondeo de 1997) la han hecho en recién nacidos con malformaciones, con el consentimiento de sus padres.

[80] Aceprensa.com. 25.6.94; El Mundo, 17.2.95

gresivo y que un día moriría por asfixia debida a la rigidez y espasmos de los músculos respiratorios, y plenamente consciente. Pidió a la Corte Suprema que autorizara a un médico a ayudarle a morir, pero le fue denegado por ser contrario a la ley, y posteriormente por la Corte de Apelaciones. En febrero de 1994, un médico anónimo la ayudó a morir.[81]

Año 1998

-Manuel Sampedro (España) sufrió el 23.8.68 un accidente en el mar, con sección medular a nivel cervical y tetraplejia. El 30.3.93 pidió a los Tribunales de Barcelona que se autorizara a su médico a ayudarle a morir por medio de medicamentos y retirando su alimentación. El 19.6.93 un Magistrado del Juzgado de Primera Instancia no admitió a trámite la petición por entender que "existe la prohibición general, que alcanza también a jueces y médicos, de colaborar al suicidio ajeno", y "que la jurisdicción civil utilizada y el cauce procesal elegido de jurisdicción voluntaria, no son los adecuados, como tampoco la competencia territorial de dicho juzgado". A la apelación ante la Audiencia Provincial de Barcelona, el 24.2.94 el Tribunal de la Sección 14 resuelve que "no es función de los tribunales suplir o rellenar vacíos u omisiones del ordenamiento jurídico", "correspondiendo al Poder Legislativo el promulgar la pertinente y necesaria norma". Como en la Resolución anterior, se señala que "el Sr. Sampedro se puede dejar morir de hambre, pues es una facultad natural y esencial integrada en el contenido jurídico de la propia persona".

El 17.3.94 se presentó Recurso de Amparo ante el Tribunal Constitucional "en base al derecho constitucional a morir con dignidad, derecho que no puede ser impedido por una norma de rango inferior como es el Código Penal y, "que solamente se puede prohibir aquello que resulte trascendente para las libertades ajen*as*". No se admitió el Recurso, indicando que el demandante debía acudir al tribunal competente por razón de

[81] Aceprensa, 7.9.94; Zenit, 20.2.07; Wikipedia

su territorio. En Auto de 9.10.95 de un Juzgado de La Coruña se falla que no ha lugar la demanda de Sampedro, aunque se constata que "no puede actuar por sí mismo", además de considerar que "es preceptiva una regulación jurídica por la que las personas implicadas (médico, paciente, parientes etc.) puedan actuar dentro de los límites permitidos sin temor a una sentencia penal".[82]

Ramón Sampedro se consideraba a sí mismo "una cabeza atada a un cadáver", y tras 30 años como inválido casi total, el 12.1.98 se suicidó aspirando con una paja una solución de cianuro de potasio, acto grabado en video. Aunque no se supo entonces, posteriormente se conoció la identidad mujer que le asistió, su íntima amiga Ramona Maneiro, en libertad sin cargos.[83]

Año 1999

Jack Kevorkian, médico de 70 años defensor de la eutanasia y conocido como "Doctor Muerte", con un aparato que inventó le practicó con su consentimiento el suicidio asistido a Thomas Youk, enfermo de esclerosis lateral amiotrófica, grabando su muerte, grabación que mandó a la cadena de Televisión CBS para su difusión. El 26.3.99 un jurado lo consideró culpable de asesinato y la juez Jessica Cooper, de Michigan, le condenó de 10 a 25 años de prisión. Kevorkian declaró no importarle y que había ayudado a morir a unas 130 personas. El 1.6.07 fue puesto en libertad condicional.[84]

Año 2001

Dianne Pretty, inglesa de 43 años afectada de esclerosis lateral amiotrófica (enfermedad de la neurona motora, degenerativa e incurable) que le impide hablar (lo hace con un

[82] El 23.11.95 se publicó en el Boletín Oficial del Estado (BOE) la Ley 15, Orgánica del Código Penal, en vigor desde mayo del año siguiente, que penaliza la eutanasia y el suicidio asistido.

[83] El Mundo, 14.1.98; Aceprensa, 21.8.98; El País, 17.5.99; 2Ominutos.es, 16.1.05; Deia.com/E. Press, 17.5.05; Wikipedia.

[84] El País, 27.3.99 y 1.6.07; El Mundo, 28.3.99 y 14.4.99

ordenador), moverse (por parálisis por debajo del cuello) o alimentarse (lo hace por una sonda) y la condena a corto plazo a morir por asfixia, recibió el 31.7.01 autorización del Tribunal Supremo de Londres para apelar la decisión de la Fiscalía a fin de que su marido pueda practicarle la eutanasia sin ser procesado por la Justicia (en el Reino Unido podría ser condenado hasta a 14 años de prisión). Dianne dice que mantenerla con vida es inhumano, y el juez Silber, que concedió el permiso, afirma que es un caso trágico de enfermedad muy avanzada que espera se resuelva pronto. El letrado defensor alega que prohibir la eutanasia en este caso en que la paciente no puede autovalerse viola cinco artículos de la Convención Europea de Derechos Humanos (2, derecho a la vida, 3, prohibición de tratos inhumanos y degradantes, 8, respeto a la vida privada y familiar, 9, libertad de conciencia y 14, prohibición de discriminación), y además la paciente está discriminada por la Ley del Suicidio de 1961.

Recurrió ante el Tribunal Europeo de Derechos Humanos (Estrasburgo), que el 29.4.02 falló en contra, manifestando, entre otros, "que es obligación del Estado proteger la vida", "que no puede obligar a un Estado a que autorice la eutanasia", "que el derecho a la vida no da un derecho a morir", "que no considera desproporcionado que la justicia británica no se comprometa a no perseguir al marido si la ayuda a morir", y "que establecer una distinción entre las personas que pueden suicidarse y las que no, socavaría seriamente la protección de la vida". Dianne ingresó en un hospital por una insuficiencia respiratoria y murió el 7.5.02.[85]

Año 2003

-A Reginald Crew, inglés de 73 años y tetrapléjico desde hacia 4 años por una enfermedad incurable de la neurona motora, el 20.1.03 se le ayudó al suicidio asistido en Suiza (en Inglaterra no lo podía hacer) por la Asociación *Dignitas* faci-

[85] BbcMundo.com, 18.10.01; Abc, 13.5.02; El Mundo, 13.5.02

litándole un vaso de agua con una sobredosis de barbitúricos. Crew manifestó que "el suicidio asistido sería el mejor regalo que pudiera desear, porque estaba matando a su familia por cuidarle y vivir así le estaba matando a él". El proceso del suicidio fue grabado por televisión y emitido días más tarde.[86]

-El 1.4.03 un matrimonio británico fue ayudado al suicidio asistido tomando una dosis letal de barbitúricos en una clínica de Zurich de la Asociación Dignitas. No eran enfermos terminales, estaban en silla de ruedas y vivían en una residencia de ancianos. Él, Robert Stokes (59 años), padecía epilepsia, y ella, Jennifer (53 años), era diabética y sufría dolores de espalda.[87]

-Marie Humbert, francesa de 48 años, en el Hospital de Berck sur mer, Centro heliomarino del norte de Francia donde estaba ingresado, provocó la muerte de su hijo Vincent, de 22 años, sordo, mudo y tetrapléjico a causa de un accidente de tráfico sufrido tres años antes. Vincent lo había pedido con reiteración, y ese día se iba a difundir su libro "Os pido el derecho a mori" (escrito por un periodista). Atendiendo a sus deseos previos un equipo médico decidió limitar las terapias activas, retirar el respirador e inyectarle la medicación que provocó la muerte del joven sin asfixia. Dos días antes Vicent había escrito al Presidente Chirac pidiéndole que se le permitiese morir con ayuda de su madre. La madre fue apresada, pero los jueces la dejaron en libertad. El caso dio lugar en Francia a un gran debate que motivó un cambio legislativo. El 27.2.06 la juez del sumario, a recomendación del Ministerio Fiscal, declaró no procedente el juicio contra la madre y el médico que realizaron a Vincent suicidio asistido, lo que significaba absolverlos. La madre manifestó su desacuerdo con la decisión de la juez, aduciendo que "un juicio habría ocasionado un debate público sobre el derecho a morir que reivindicaba su hijo".[88]

---

[86] El País.com, 20.1.03; La Voz de Galicia, 21.1.03; Abc.es, 21.1.03
[87] Bbc/Aci, 18.3.03; El Mundo/Efe, 16.4.03: El País, 16.4.03
[88] El País, 25.9.03; La Voz de Asturias, 26.9.03; El Mundo, 5.10.03

Año 2006

-Jorge León Escudero, de Valladolid (España), en el año 2000 y a la edad de 47 años sufrió un accidente doméstico que le ocasionó una tetraplejia; solamente podía mover los labios y ojos, y necesitaba respiración y alimentación asistidas. En repetidas ocasiones había pedido que le ayudaran a morir, incluso en las páginas de un diario virtual en Internet, con nombre falso. El 16.1.05 se publicó su carta *Hablemos de eutanasia* enviada al director del diario El País, en la que decía que la eutanasia "ha dejado de ser una cuestión ética en reflexiones minoritarias para convertirse en un problema perentorio para un número de personas en constante aumento". Proponía establecer "a efectos legales y médicos el límite de la terapéutica sin encarnizamiento, la franja de tratamiento propio de los cuidados paliativos y cuándo se entra en ese innegable grupo donde fracasa todo lo anterior, para introducir medidas que eviten horribles cacotanasias que destrozan tanto al paciente como a su entorno de una manera bien lejana de la dignidad humana, y criticó retrasar la muerte cerebral por medios artificiales en pacientes incurables hasta el punto de convertir a una persona en un cerebro vivo al margen de un soporte corporal, afirmando que no deberíamos llegar a tal grado de disparate". El 4.5.2006 fue encontrado muerto en su casa, con el respirador desconectado.[89]

-Marielle Houle, de Quebec (Canadá), ayudó a suicidarse a su hijo Charles Fariala, de 36 años y enfermo de esclerosis de placas, y afirmó que había actuado por amor. Fue condenada a tres años de libertad a prueba en lugar de a cárcel, por su avanzada edad y su mal estado de salud.[90]

-Craig Ewert antiguo profesor universitario de informática de EE.UU., de 59 años, casado y con dos hijos, residente en el

[89] El Mundo.es, 6.5.06; ABC.es, 6.5.06; Efe/El País, 8.5.06; La Razón, 8.5.06; El Comercio Digital.com, 10.5.06

[90] Aduc Salute, 30.1.07; Zénit, entrevista 20.2.07

Reino Unido desde hacía años, padecía una enfermedad degenerativa e incurable de la neurona motora que evolucionó con rapidez y le dejó paralítico total. Necesitaba respiración artificial y que se le ayudara a comer. "Me gustaría seguir adelante, pero realmente no puedo. Cuando estás totalmente paralizado, no puedes hablar, no puedes andar, no puedes mover los ojos, ¿cómo le haces saber a alguien que sufres?", confesó. Reacio a pasar el resto de su vida en una "tumba con vida" y sometido a una continua "tortura", el enfermo viajó a Zurich (Suiza) e ingresó en una clínica de la controvertida organización especializada en suicidio asistido Dignitas, donde murió, acompañado de su mujer, en septiembre de 2006, después de beber con una pajilla la mezcla de medicación que se le facilitó.

El 10.12.08 el canal de televisión británico Sky Real Lives mostró en el documental titulado "¿Derecho a morir?", del realizador John Zaritsky, el momento en el que Craig Ewert moría. La televisión británica nunca había emitido un suicidio asistido, que ha causado una gran controversia en el Reino Unido.[91]

-El poeta italiano Piergiorgio Welby estaba postrado en cama a causa de una distrofia muscular progresiva invalidante, con dificultades cada vez mayores para comer y hablar y respiración artificial desde hacía 9 años, estado que calificaba de "insoportable tortura". El 21.12.06 el médico anestesista Mario Riccio, de acuerdo con él, retiró los soportes vitales, le aplicó sedación y Welby falleció. Había pedido que le ayudaran a morir, de palabra y por escrito, también al Presidente del Gobierno, y afirmaba que aquella no era vida sino ensañamiento. La diócesis de Roma no autorizó un funeral. En Italia la eutanasia está prohibida (en esta ocasión se trató de suicidio asistido), y el debate por este caso, antes y después del fallecimiento, fue muy intenso.[92]

---

[91] Adn.es Mundo/Efe 10.12.08; Ine.es La Nueva España, 11.12.08

[92] El País.com, 25.9.06; El Mundo.es Internacional, 21.12.06; Le Monde, 21.12.06

Año 2007

Bettina Schardt, alemana de 79 años, soltera y sin hijos, quería poner fin a su vida, a lo que al parecer le ayudó el abogado Roger Kusch, antiguo senador y activista del derecho a una muerte digna, que acudió a su casa a llamada de ella. La mujer y el abogado habían mantenido anteriormente encuentros para tratar las razones por las que la mujer quería poner fin a su vida (no deseaba morir en un asilo de ancianos) y que previamente Kusch había grabado. Bettina preparó la mezcla de fármacos como él le indicó y se administró a sí misma los líquidos con un aparato diseñado por el abogado, que se marchó, para regresar a las tres horas y hallarla muerta.93

En Alemania se desató la polémica, y por el hecho de que la mujer no padeciera ninguna enfermedad terminal ni sufriera ningún tipo de dolor insoportable.

Año 2008

-Hugo Claus, escritor y cineasta belga (que recibió en 1998 el Gran Premio de Literatura de la Comisión Europea y había sido propuesto varias veces como candidato al Premio Nobel), sufría enfermedad de Alzheimer y había decidido solicitar la eutanasia fijando él mismo el momento en que deseaba morir con dignidad y orgullo. Ingresó en el Hospital Middelheim, de Amberes, solicitó ayuda para morir al amparo de la ley, y el 18.3.08, a los 78 años de edad, falleció como había deseado.[94]

-Daniel James, joven inglés de 23 años y jugador de rugby, en marzo de 2007 en un entrenamiento sufrió una lesión cervical y medular causante de tetraplejia (con parálisis del cuello para abajo). Manifestaba que "no era la vida que quería, que su cuerpo era una prisión, que sentía miedo y odio a su vida cotidiana y había que ponerle fin a ese estado". Falleció en Suiza el 12.9.08, al parecer por suicidio asistido con ayuda de la

[93] El País, 3.7.08; Efe, 3.7.08; El Mundo.es/Agencias, 9.7.08

[94] El Mundo. 19.3.08; Rtv.es Noticias, 19.3.08; La Vanguardiia, 19.3.08; Público.es, 19.3.08

sociedad Dignitas. Con el suceso se reabrió en el Reino Unido el debate sobre la muerte digna.[95]

-Debbie Purdy de 45 años y enferma de esclerosis múltiple diagnosticada en 1995, el 9.10.08 recurrió al Tribunal Superior de Londres para que se clarifique la ley que regula el suicidio asistido en su país y si será procesado el que ayuda a otro a morir en el extranjero. La preocupación de la británica de 45 años es que la ley pueda perseguir a su marido, el violinista cubano de jazz Omar Puente, si la ayuda a viajar a Suiza en caso de que decidiera poner fin a su vida. Purdy no quiere morir, pero le preocupa mantener su libertad de decisión en previsión de que el avance de la enfermedad le llevara a desearlo Los magistrados británicos se pronunciaron el 29.10.08 en contra de la petición de Debbie de que precisen los términos de la ley que persigue a aquellos que colaboren en el suicidio de otra persona.[96]

-Clara Blanc, francesa de 31 años, afectada de una enfermedad degenerativa hereditaria (síndrome de Ehler Danlos) que le causa constantes hemorragias y dificultades para moverse, en marzo escribió al presidente Nicolás Sarkozy pidiendo ayuda para morir dignamente y que se haga un referendo sobre la eutanasia y el suicidio asistido, y volvió a pedirlo por carta a principios de octubre.[97]

-La diputada Margo MacDonald, enferma de Parkinson, ha anunciado que presentará el próximo año en el Parlamento de Edimburgo (Escocia) un proyecto de ley para intentar que se legalice el suicidio asistido. Manifestó: "Creo que es inhumano y además fútil que las leyes denieguen ese derecho. Considero que hay que cambiar la legislación para proteger, no sólo la dignidad de los pacientes a la hora de morir, sino también para garantizar que los médicos

[95] El País, 19.10.08; El Mundo.es, 20.10.08; Marca.com, 20.10.08

[96] El País.com, 29.10.08; El Mundo.es Salud, 29.10.08

[97] El País.com, 8.4.08 y 19.4.08; El Mundo.es Salud, 8.4.08

no se vean obligados a ayudar a un paciente a morir antes del fin natural de su vida". Durante un debate del pasado mes de marzo en la Cámara, Margo dijo que se le debería permitir quitarse la vida si sus dolores se volvieran un día insufribles.[98]

3. Suspender/rehusar un tratamiento (coma irreversible, EVP y otros)

Año 1975

-Karen Ann Quinlan, de 21 años, hija adoptiva de Joseph y Julia Quinlan, el 17 de abril de 1975 perdió el conocimiento en una fiesta de cumpleaños y emancipación del domicilio familiar, al parecer por ingerir grandes dosis de tranquilizantes con ginebra y otros alcoholes. Entró en coma profundo (luego, estado vegetativo persistente) que precisó respiración artificial de 1975 a 1976. A los tres meses, como les aseguran que su hija nunca saldrá de ese estado, los padres, muy católicos, manifiestan, y después en los tribunales, que su hija les dijo que "si se llegara a una situación como la de los enfermos moribundos le quitaran todos los aparatos y no la mantuvieran en vida de ese modo", y piden que se retire el tratamiento y los medios técnicos de mantenimiento cardiorespiratorio. Ante la negativa de los responsables en el Hospital y después de varios juicios, el 30. 3.76 el Tribunal Supremo de Nueva Jersey, por unanimidad, autoriza desconectar el respirador y que Karen pueda "morir en paz y dignidad". El 17.5.76 se le retiraron a Karen los medios técnicos artificiales, pero siguió respirando, y en su domicilio fue alimentada por sonda nasogástrica. Murió el 12.6.85, tras 10 años en coma, por una neumonía complicada con insuficiencia respiratoria[99] (ver página 120).

[98] Efe/El Mundo.es Salud, 31.10.08

[99] El País.com, 26.5.76 y 1.2.88; Aceprensa, 30.3.05; Wikipedia; Answer.com. Karen Ann Quinland.

Nota del autor: A raíz del caso Quinlan y luego de los casos Claire Con-

Nota del autor: ¿Por qué no se comprobó en el hospital que Nancy podía respirar espontáneamente sin ayuda del ventilador artificial? Si el respirador no era necesario y se mantuvo conectado, se cometió un error médico y un atentado a la ética profesional, además de obligar a la familia a emprender una cruzada legal y judicial, que, presumiblemente, pudo ser evitada.

Año 1983

Clarence Herbert (EE.UU.), tras ser operada con cirugía de rutina sufrió un paro cardíaco que fue asistido con respirador durante tres días. Los médicos Nejdl y Barber consideraron que no recuperaría la conciencia, retiraron primero el respirador, y días después la alimentación y líquidos de acuerdo con la familia, y cuando Clarence falleció, pocos días después, fueron acusados de asesinato y despedidos del Hospital. Según el Tribunal, si un "paciente permanece inconsciente persistentemente" las decisiones deberían tener en cuenta si los potenciales beneficios superan a los riesgos previstos. Además, determinó que si no hay legislación en contrario, los miembros de la familia pueden asumir la toma de decisiones incluso si no son tutores legales.[100]

Año 1985

-Claire Conroy, de 84 años, padecía una demencia grave con incapacidad para hablar, era alimentada por sonda, permane-

roy, Elizbeth Bouvia, Clarence Herbert, Paul Brophy, Murray Putzer, etc. se debatió en EE. UU. y en otros países la importancia del consentimiento, si la quimioterapia en el cáncer, la diálisis renal etc. pueden ser retirados por razones económicas, de inutilidad vital, o de sobrecarga física o psicológica y si la alimentación y administración artificial de líquidos o los respiradores artificiales son tratamientos médicos que pueden ser retirados o rechazados. Los Tribunales y la Asociación Médica de los Estados Unidos consideran actualmente actos médicos la aplicación de respiradores y la alimentación e hidratación artificiales, al igual que en muchos otros países.

[100] Ascension Health. Healthcare Ethics. Barber Nejdl (Clarence Herbert). Fuente: [195 Cal. Rptr. 484 (1983).]

cía en cama y sufría incontinencia de esfínteres y úlceras por decúbito. Su sobrino, único familiar y tutor, solicitó en 1983 que se le retirara la sonda, pero Claire murió antes que el Tribunal de Apelación se pronunciara. La sentencia no autorizaba que se quitara la sonda, pues le causaría la muerte e iba contra el mejor interés de la paciente, puesto que con un criterio puramente objetivo no era posible saber cual hubiera sido la voluntad de la enferma si hubiera tenido capacidad para hacerlo, y, en caso de duda, aún a riesgo de equivocarse, había que decantarse a favor de la vida. El sobrino de la fallecida recurrió esta sentencia, que fue confirmada en 1985 por el Tribunal Supremo del Estado de Nueva Jersey.[101]

-Elizabeth Bouvia, joven estadounidense de 26 años, padecía un grave parálisis cerebral espástica y tetraplejia, contracturas, artritis y dolores continuos. Se graduó como asistente social y se casó, pero su marido la abandonaría. En 1985, ingresada en el Hospital General de Riverside en California, pidió a los médicos que la dejaran morir por inanición y sin dolor, a lo que se negaron. Una sentencia judicial les dio la razón. Ella se resistía mordiendo la sonda y creaba gran tensión. En recurso al Tribunal Supremo de California, este consideró que en sus extremas circunstancias la negativa de Elizabeth a tomar alimentos y agua para poner fin a su vida era racional, pero no que tuviera derecho a poner fin a su vida con la ayuda de la sociedad. La Corte de Apelación autorizó la retirada de la sonda. Posteriormente al fallo, Elizabeth (pionera del movimiento sobre el derecho a morir dignamente), reconsideró el deseo de poner fin a su vida ante la posibilidad de recibir un fuerte tratamiento contra el dolor, y en una entrevista manifestó que esperaba que la muerte le llegara pronto por causas naturales.[102]

---

[101] Ascension Health. Healthcare Ethics. Fuente: In Re Conroy, 486 A. 2d. 1209 (1985)

[102] Ascensión Health, Elizabeth Bouvia [Fuente: 179 Cal. App. 3d.

Año 1986

-Paul Brophy, bombero de 49 años en coma desde el 22.3.1983 causado por rotura de un aneurisma con hemorragia cerebral, había dicho con anterioridad a su mujer y a otros parientes que "no quería vivir dependiente de un tubo" si llegara a encontrarse en situación semejante a la de Karen Ann Quinlan. Su mujer, Patricia, pidió que le retiraran la sonda por la que lo alimentaban, pero los médicos se negaron por razones éticas y recurrió a los Tribunales. En setiembre de 1986 el Tribunal Supremo de Massachussets autorizó retirar la sonda. Paul murió a los ocho días.[103]

Año 1990

-Nancy Cruzan sufrió a los de 26 años un accidente de coche y permaneció en coma profundo y tetrapléjica desde 1983 a 1990. A las tres semanas del hecho los padres pidieron que se retiraran los soportes técnicos (era alimentada a través de un tubo implantado quirúrgicamente en el estómago), con la negativa del personal hospitalario si no disponían de un mandato judicial. Tras un largo periplo por varios tribunales, el Tribunal Supremo de Missouri falló en contra, y posteriormente el Tribunal Supremo de EE.UU. lo ratificó (sentencia "Missouri contra Cruzan", de 14.12.90) en tanto que no había pruebas de que fuera voluntad de la joven no permanecer asistida técnicamente en tales condiciones (pese a que había manifestado un año antes a su amiga y compañera de domicilio que en caso de enfermedad o lesión, no deseaba continuar su vida a no ser que pudiera vivir "por lo menos una vida normal a medias"). Con ello se reconocía la importancia de la voluntad de la persona para autorizar tales peticiones. En las intervenciones y la sentencia "se rechaza que el Estado de

---

1127 (1986), y 60 Minutes.]; Wikipedia; JOHNSON, Mary. Advocato Press Enero/Febrero 1997 Ragged Edge on line. y Zoominfo. www. advocadopress.org/archive/bouvia /htm 9.10.1999

[103] El País.com PML 1.2.1988; FRANÇA TARRAGÓ, O.: Las formas de morir valoradas por la ética. Montevideo: www.ucu.edu.uy/etica, 2005.

Missouri sea garante de la vida de Nancy si no era su deseo, ya que no existe ningún interés general legítimo de mantenimiento de la vida que pueda prevalecer sobre el de la propia persona"; también se considera "que por encomiable que sea el interés del Estado hacia la vida humana no puede fomentarlo apropiándose de la vida de Nancy Cruzan como símbolo para sus propios fines" (ver página 120). El 14.12.90 se autorizó retirar la sonda con la que era alimentada, y Nancy falleció 12 días después, el 26.12.90.[104]

Año 1993

-Anthony Bland, de 17 años y una de las víctimas del desastre en el estadio de fútbol de Hillsborough (Inglaterra) ocurrido en 1989, en el que murieron 96 espectadores, permaneció en estado vegetativo persistente hasta que en 1992 el Tribunal Supremo de Inglaterra autorizó la retirada de los soportes artificiales que le mantenían vivo, y se le permitiera acabar con su degradación y falta de dignidad. Los jueces manifestaron que si él hubiera hecho un testamento vital con instrucciones sobre sus deseos futuros, le hubieran permitido morir en paz con anterioridad. Anthony falleció el 3 de marzo de 1992, nueve días después de que le desconectaran los soportes vitales técnicos.[105]

A partir de esa resolución del Tribunal Supremo la justicia británica dictaminó en otros veinte casos de "estado vegetativo permanente" que se debía interrumpir la alimentación artificial, y se pronunció en el mismo sentido en dos pacientes en "estado vegetativo casi permanente", condición en la que el sistema nervioso todavía responde a algunos estímulos externos.[106]

---

[104] El País, 10.8.89 y 2.1.1991; Answers.com Nancy Cruzan.

[105] Abc.es, M.J., 3.8.04; El Mundo, CF, 26.7.1995

[106] En un sentido contrario, en el caso de Diane Pretty en 2002, que perdió su apelación ante la justicia británica y la Corte Europea de Derechos Humanos cuando solicitó permiso para que su marido le administrara una dosis letal de morfina para acabar con el sufrimiento que le causaba una enfermedad neuronal terminal.

Año 2002

La jueza del Tribunal Superior de Londres Elizabeth Butler Schloss, el 22.3.02 reconoció el *derecho de los pacientes a rechazar un tratamiento médico* aunque produzca la muerte. Fue del caso de la conocida como *Señorita B*, jamaicana residente en el Reino Unido, de 42 años de edad, paralítica e inválida a causa de alteraciones de los vasos sanguíneos de la médula cervicodorsal, que en el año 2000 le produjeron hemorragias y una paraplejia. Fue operada y desde entonces precisaba respiración artificial, que pidió le fuera retirada. En el Hospital se negaron, por considerar que sería un atentado contra la vida y que tal vez aparecieran nuevos remedios; la enferma pidió la opinión de dos psiquiatras, que informaron que era una adulta responsable, requisito legal y deontológico para que los médicos puedan acceder a suspender un tratamiento (más tarde cambiaron de opinión, y ella inició un pleito). La jueza consideró que *en esas circunstancias los pacientes creen que la vida es peor que la muerte*, y autorizó que trasladen a la Señorita B a otro hospital donde le retiren la ventilación asistida si ella lo pide, para permitirla morir en paz y dignidad. Según el Ministerio de Sanidad inglés la Señorita B falleció el 29.4.02 "mientras dormía", después de que le fuera retirado el respirador artificial.[107]

Año 2004

-La niña Charlotte Wyatt, de once meses, pesaba cerca de 500 gramos al nacer, después de 26 semanas de gestación; padecía problemas cardiacos, pulmonares y de otros órganos vitales, no podía respirar ni alimentarse con normalidad, no presentaba reacciones visuales ni sonoras y no reconocía a los que la rodean, nunca abandonó el Hospital de Portsmouth (sur de Inglaterra) y precisaba respiración artificial continua. Los médicos alegaron que el estado Charlotte era irreversi-

[107] Consumer Eroski, 23.3.02; Efe/El Día, 30.4.02; El Mundo, 30.4.02

ble, y que no superará una breve infancia. Los padres pedían mantener el tratamiento manifestando que hay que facilitar a la niña todos los tratamientos disponibles, pues era posible un milagro que le permitiera llegar a la vida adulta y recuperarse. El 7.10.04, el juez del Tribunal Superior de Londres, Mark Hedley, autorizó no reanimar a Charlotte si su estado empeoraba y dejaba de respirar, como había ocurrido en tres ocasiones anteriores.[108]

-Luke Winston Jones, bebé británico de 10 meses, enfermo incurable y terminal, sufría el denominado síndrome de Edwards o Trisomía 18 (enfermedad genética que afecta gravemente al corazón y otros órganos vitales, con supervivencia que generalmente no supera el primer año de vida). Había tenido varias paradas cardiorespiratorias de las que fue reanimado, y nunca pudo abandonar el hospital infantil de Alder Hey, en la ciudad inglesa de Liverpool. La juez Elizabeth Butler Schloss recomendó no reanimarlo con ventilación asistida si se daba otra ocasión semejante. Luke murió el 12.11.04 en el hospital. La familia solicitó una investigación para averiguar si los doctores hicieron lo posible para salvarlo.[109]

Año 2005

-Al Papa Juan Pablo II, que padecía enfermedad de Parkinson avanzada (con dificultad o incapacidad para deglutir) y severos problemas de salud, se le practicó una traqueostomía en febrero de 2005 a causa de una insuficiencia respiratoria, y permaneció hospitalizado hasta el 13 de marzo. A finales de mes su salud se agravó, al complicarse una infección de vías urinarias con septicemia y finalmente colapso cardiocirculatorio. Se informó que pidió no ser ingresado en el hospital y permanecer en el Vaticano, renunciando al tratamiento con soporte vital (alimentación e hidratación asistidas y respira-

[108] Abc, 23.10.04; El Siglo de Torreón, 22.4.05.

[109] Bbc News, 22.10.2004; El Mundo.es, 12.11.04

ción artificial), tal vez de acuerdo con sus médicos. Murió el 2.4.2005, a la edad de 84 años.

"Al término de su largo camino hacia la muerte el Papa rechazó la opción de regresar al Hospital Gemelli cuando su situación requería la asistencia de un respirador y el uso de una sonda para su nutrición. En lugar de recurrir nuevamente a dichos mecanismos, que podían haber extendido su vida terrena, la súplica de Juan Pablo II fue: *Déjenme ir a la Casa del Padre*. Nadie confunde el acto del Papa con suicidio".[110]

-Terry Schiavo, de 41 años, sufrió en 1990 una parada cardiaca (posiblemente debida a un súbito descenso de potasio en su organismo causado por una estricta dieta para adelgazar) que le ocasionó un grave daño cerebral, quedando sumida en estado vegetativo persistente. Como había pedido su marido Michael a lo largo de 15 años (entre tanto, se habían divorciado), asegurando que ella había expresado que no deseaba ser mantenida en vida artificialmente (contra el criterio de sus padres, que se opusieron tenazmente a que se le retirara la sonda con la que era alimentada), y después de varios recursos en seis tribunales acompañados de un gran debate social (antes de morir, también se denegó la reinserción de la sonda por parte de la Corte Suprema de Justicia después de varias apelaciones en las que también intervinieron el Congreso de los

---

[110] De la revista Criterio, marzo 2007, pág. 104. Fuente: The Tablet (Londres), 6.1.2007.

-Dos años despues, la doctora anestesista italiana Lina PAVANELLI abrió la polémica con su artículo "La suave muerte de Karol Wojtila" (publicado en la revista Micro Mega, nº de setiembre 5/2007, págs. 128 a 140) al afirmar que los médicos que atendieron al Papa y cumplieron sus deseos le aplicaron la sonda para alimentarle el 30 de marzo, en vísperas de su muerte, y su "comportamiento omisivo debe ser considerado como eutanasia, o, más preciso, un suicidio asistido" (revista Time, 21.9.07, EE.UU.). En declaraciones al diario La Repubblica del profesor Renato BUZZONETTI, médico personal del Papa, y de médicos del entorno vaticano recogidos en numerosos medios, negaron esas hipótesis, que relacionan con una campaña a favor de la eutanasia.

EE. UU., el presidente George W. Bush y el Gobernador de Florida), aunque el Tribunal Supremo no aceptó intervenir, por un fallo de 18.5.05 del juez George W. Greer se le retiró la alimentación por sonda y la hidratación y Terry murió en un hospital para enfermos terminales de Pinellas Parak (Florida) el 31.5.2005, trece días después.[111]

Año 2007

Inmaculada Echevarria, de 51 años y enferma de distrofia muscular progresiva desde los 11 años, en octubre de 2006 estaba ingresada en el Hospital San Rafael (en Granada), de una Orden Religiosa, casi en completa inmovilidad. Solicitó que le desconectaran el respirador que le habían aplicado hacía 12 años, y con su abogado decidieron esperar a que cumplimentara el testamento vital en la Junta de Andalucía antes de pedir oficialmente la desconexión del aparato. Pidió que se respetara su petición, pues "no es justo vivir así, mi vida es soledad, vacío y opresión". El Consejo Consultivo de Andalucía autorizó la petición de la enferma, en los términos y con los requisitos que había propuesto el Comité de Ética de esa Comunidad Autónoma. La Conferencia Episcopal se opuso, pero posteriormente decidió que la enferma se trasladara a un Hospital público, aún aceptando que se trataba de retirar el tratamiento y no de eutanasia. En el Hospital de Granada (Comunidad de San Juan de Dios) del Servicio Público Andaluz de Salud, el 14.3.07, a Inmaculada se le desconectó el respirador, recibió asistencia médica, con sedación, y falleció.[112]

Año 2008

-Eluana Englaro, italiana de 34 años en coma irreversible por accidente de tráfico en 1992, era alimentada por sonda desde entonces en un Hospital de Toscana atendido por reli-

[111] Efe/El Mundo.es, 31.3.05; terraSociedad, 31.3.05; Wikinoticias, 31.3.05; Efe 1.4.05; FIGUEROA, G: Hacia un nuevo estatuto jurídico para el que está por morir. Revista Sibi (Sociedad Internacional de Bioética) nº 17, 2007, Gijón (España).

[112] El País, 15.3.07; El Mundo, 15.3.07; La Nueva España, 15.3.07

giosos. Sus padres solicitan que le sea retirada la sonda en un centro público, para evitar el ensañamiento terapéutico con su hija y alegando que hay una decisión judicial del mes de julio que lo autoriza, a lo que se opone el Director General de Salud de Lombardía (Italia) aduciendo que las estructuras sanitarias están únicamente para la asistencia y diagnóstico de los pacientes". En noviembre de 2008 el Tribunal Supremo italiano decidió, de forma irrevocable, permitir que fuera desconectada del sistema de alimentación artificial que la mantiene con vida.[113] No obstante, "según el diario *Il Corriere della Sera*, cuando se cumple ya un mes del fallo del alto tribunal italiano el padre de la enferma está viviendo un auténtico vía crucis en busca de un centro sanitario, y la abogada de la familia reconoció que ningún centro médico se había mostrado dispuesto a desconectar a la enferma. El Colegio de Médicos de Udine ha recibido muchas llamadas de doctores que han anunciado que se acogerían a la objeción de conciencia. Varias asociaciones italianas presentaron un recurso para detener la sentencia ante el Tribunal Europeo de Derechos Humanos, que rechazó la demanda".[114]

-Nancy Ellen Jobes, de 32 años, sufrió un accidente de tráfico en 1980. Estaba embarazada, perdió el feto y durante la operación para extraerlo sufrió un déficit severo de irrigación de sangre y aporte de oxígeno al cerebro, entrando en estado de coma, del que no saldría. En el asilo de ancianos Lincoln Park fue alimentada por sonda y en 1985, considerando su marido John y sus padres que permanecería en estado vegetativo persistente pidieron que se le retirara la sonda, a lo que los responsables del centro se opusieron por razones éticas y entender que se trataría de una eutanasia. N. E. Jobes murió el 8.8.08 en el Morristown Memorial Hospital, seis semanas después que una sentencia de

[113] RTV.es, 9.7.08; El Mundo/Ag, 9.7.08; El País, 4.9.08; La Nueva España, 15 .11.08; Aduc Salute, 13.11.08

[114] La Voz de Asturias, Agencias, 11.12.08

la Corte Suprema de Nueva Jersey autorizara la retirada de la sonda alimenticia. En el fallo, que se extendía a otras dos mujeres, se reconocía el *derecho de las personas a rechazar un tratamiento médico de mantenimiento de la vida.*[115]

4. Actuar sin consentimiento, incumplirlo o variarlo

Deben ser interpretadas como homicidio o asesinato las actuaciones que no cuentan con el consentimiento del paciente ni cumplen los requisitos que la ley establece para la eutanasia, el suicidio asistido (allí donde esté legislado al efecto) o la negativa/suspensión a/de un tratamiento.

a) Homicidio por piedad (*Mercy Killing*).

Año 1973

Geertruida Postma, médica holandesa, fue condenada por un Tribunal de Leeuwarden a una semana de prisión (aunque la sentencia quedó en suspenso) por inyectar en 1971 a su madre, anciana depresiva y paralítica a causa de una hemorragia cerebral, una dosis de morfina por vía intravenosa que le causó la muerte.[116]

Año 1974

-Peter Hammersmith, médico de una Clínica de Zurich, en Suiza, dejaba morir por inanición a los enfermos ancianos (hasta veinte al año) en estado irreversible, sustituyendo la alimentación por una dieta (hydration) de agua salada. Fue procesado, y manifestó que "así morían mejor", sin sufrimientos agónicos.[117]

Año 1988

-Michaela Roeder, enfermera de la Unidad de Cuidados Intensivos del Hospital Saint Peter de Wuppertal (Alemania), conocida como "El ángel de la muerte" por el número de en-

[115] The New York Times, 31.10.08

[116] Upaep Euvida, primavera 2002

[117] Der Spiegel, 10.2.75

fermos que atendía y se morían, fue acusada de quitar la vida a 17 pacientes (en el juicio confesó que lo había hecho solamente con seis), hechos que ya habían comenzado a detectarse en 1985, por administrar sin indicación médica cloruro potásico y clonidina a un paciente recién operado, que falleció enseguida. Tras la denuncia por otros dos casos se demostró que algunas veces utilizaba otros fármacos mortales. Tomaba notas de cada hecho y manifestó que "obraba por piedad y le alegraba que dejaran de sufrir".[118]

-Waltraud Wagner, auxiliar de enfermería del Hospital Laínz de Wiena (Austria), entre 1983 y 1989 y junto con las también auxiliares de enfermería Stefanie Mayer, Irene Leidolf y María Gruber, provocaron la muerte de "enfermos sin esperanzas de sobrevivir" o que les resultaban "molestos". Fueron acusadas de causar 68 muertes con dosis altas de insulina y somníferos administrados por vía intravenosa, e incluso por ahogamiento.[119]

Año 1993

El granjero Robert Latimer, después de varios juicios fue condenado el 23.11.98 por la Corte Suprema de Canadá por homicidio en segundo grado a cadena perpetua, con un mínimo de 10 años de prisión, por haber dado muerte (con monóxido de carbono del tubo de escape de su camión) a su hija Tracy, de 12 años, afectada de parálisis cerebral y tetraplejia. Dijo que no podía soportar más el sufrimiento de su hija, y que lo había hecho por amor y compasión.[120]

Año 2002

Efrén Saldivar, enfermero en un hospital de Los Angeles (EE.UU), fue condenado en abril de 2002 a seis cadenas perpetuas por causar con fármacos la muerte por parálisis cardiorespiratoria a 6 pacientes terminales (se cree que lo hizo a unos

118 El País.com. AFP, 8.1.1991; GAFO, J.: La eutanasia y la ética del bien morir, Revista Médica de Uruguay, 1990; 6

119 El País.com Sociedad, 1.3.1991

120 El Mundo, 24.11.98; Aciprensa.com, 11.5.99; Aduc, 2.3.06

50 pacientes, pero solamente en los seis exhumados se verificó la alta concentración de la droga), que, según dijo, se lo habían pedido; muchos familiares de los fallecidos dijeron que desconocían estas intenciones de sus parientes, lo que ocasionó la apertura de la investigación.[121]

Año 2003

-Una médica oncóloga de 53 años de la clínica Paracelsus de Langenhagen (Hannover, Alemania) mató "por lástima" a 76 pacientes de cáncer, inyectándoles altas dosis de morfina para que no tuvieran dolor y que no sufrieran más. No quedó aclarado si eran enfermos terminales o que padecieran dolores insoportables, ni si la médica (que fue despedida e inhabilitada para la profesión) contaba con su consentimiento. La fiscalía abrió una investigación, con imputación de homicidio.[122]

-Roger Andermatt, enfermero de un asilo de Lucerna (Suiza), reconoció haber matado en distintos centros en que trabajó a 27 ancianos y pacientes dependientes "por amor, simpatía y para que no sufrieran", o porque estaba agobiado por su tarea; utilizó sobredosis de tranquilizantes, una bolsa de plástico o un paño sobre la boca. El 28.1.05 fue condenado a cadena perpetua, sentencia que fue ratificada en febrero de 2006.[123]

Año 2006

Tras el huracán Katrina cuatro pacientes de 62, 66, 89 y 90 años fueron presuntamente asesinados en el Centro Hospitalario de Nueva Orleans por la médica Anna Pou y las enfermeras Lori Budo y Cheri Landry, que les administraron dosis mortales de morfina y sedantes. Las tres fueron detenidas por asesinato y puestas en libertad bajo fianza. Alegaron que los pacientes morirían seguramente en aquellas caóticas circunstancias.

[121] Aciprensa, 31.3.98; Los Andes on line, 8.5.02

[122] El Mundo, 2.10.03; El Periódico, 19.10.08

[123] Wickipedia

Los que apoyan a la doctora Pou aseguran que fue una de las pocas personas que se mantuvo al lado de los enfermos hasta que terminaron las evacuaciones, en el infierno de los días que siguieron a uno de los mayores desastres naturales de Estados Unidos. Uno de los médicos que defienden a la doctora, considerando las circunstancias bajo las que tuvieron que trabajar afirmó "que este caso puede tener un gran impacto, nadie va a querer estar en una situación similar".[124]

b) Incumplir o variar el consentimiento

Año 1957

En el pleito "SALGO contra Leland Stanford Jr. University Board of Truste" la sentencia del Tribunal Supremo de California (EE.UU.) definió por vez primera la expresión "consentimiento informado" e impuso de modo general la "obligación de indemnizar cuando se traspasaban los límites del consentimiento otorgado por el paciente o bien si se conculcaba una prohibición suya".

Año 1979

Georgette Malette, de 57 años y Testigo de Jehovah, el 30 de junio y tras un accidente de tráfico fue ingresada en un hospital inconsciente y con graves lesiones. Llevaba una tarjeta que mostraba que no deberían administrarle sangre ni sus derivados, pero el médico que la atendió hizo caso omiso e indicó una transfusión de sangre. En junio de 1980 Georgette presentó una querella contra el médico, y el juez, considerando que su negativa a tal tratamiento no ofrecía dudas y que había sufrido emocional y mentalmente falló a su favor de ella, y fue indemnizada cuantiosamente.[125]

Año 2000

Harold Shipman, conocido como "Doctor Muerte", en el mes de enero fue condenado en el Reino Unido a 15 condenas perpetuas e ingresó en prisión por provocar la muerte de 15

124 The New York Times, 26.1.06; El País, 27.1.06

125 Vess

pacientes suyos, aunque se cree que ha causado la muerte de unas 250 personas durante sus 24 años de ejercicio profesional (según informe de 5.1.2001).[126]

Se creó una Autoridad Nacional de Evaluación Clínica para controlar a los médicos por quejas y si su actividad causa temor a los pacientes, complementaria del Consejo Médico General y de las autoridades sanitarias locales. El 1.9.04 siete médicos fueron investigados como sospechosos de presunta negligencia vinculada a errores que permitieron a Shipman llevar a cabo inadvertidamente sus crímenes durante 23 años. Seis de ellos fueron acusados por la investigación oficial de firmar certificados de defunción de 214 pacientes de su colega, sin reparar en el alto e inusual número de muertes. Shipman se ahorcó el 13.1.04 en la cárcel, con las sábanas de la cama.[127]

Año 2007

A Paulette Druais, de 65 años y enferma terminal de cáncer, la médica Laurence Tramois y la enfermera Chantal Chanel le administraron el 25.8.03 una dosis mortal de potasio. La apertura del juicio, a instancia de la dirección del Hospital de Saint Astier (Dordogne), donde sucedieron los hechos, causó un gran debate en Francia sobre la legalización de la eutanasia activa. Actuaron sin el consentimiento explícito de la paciente ni de su familia, por lo que se les ha acusado de "envenenamiento" y "complicidad de envenenamiento", delitos penados con 40 y 30 años de prisión. La familia de la fallecida no se ha presentado como acusación y apoya a las acusadas.

Unos 2.000 médicos y enfermeras hicieron público un manifiesto en el que se inculpan de haber ayudado a morir a en-

---

126 Según confirmó el Consejo Médico General (GMC), en 2004 Shipman es responsable del asesinato de hasta 275 personas.

127 El Mundo Sociedad, 13.10.99; ABC,.es, 6.9.04; 20minutos/ Reuters, 27.1.05; El País, 28.1.05

fermos terminales, y reclaman la legalización de la eutanasia activa como la aprobada en otros países (Holanda y Bélgica); juzgan insuficiente la actual legislación y piden la paralización inmediata de todos los procesos judiciales.[128]

5. Ensañamiento terapéutico

Año 2001

Un Tribunal de California (EE.UU.) condenó en el mes de junio a un facultativo del Centro Médico de Castro Valley (California) a pagar 1,5 millones de dólares por no tratar en 1998 correctamente a Robert Bergman, de 78 años, que padecía cáncer de pulmón. El médico suspendió el tratamiento con morfina debido a sus efectos depresivos respiratorios, que sustituyó por demerol, y el paciente falleció sin que se calmaran sus intensos dolores, lo que el Tribunal consideró ensañamiento terapéutico.[129]

6. Suicidio (en relación con la muerte digna)

Año 1983

Artur Koestler (Köesztler), novelista, historiador y filósofo de origen húngaro padecía Parkinson y leucemia grave y el 3.3.83 se suicidó en Londres a los 78 años, junto con su mujer Cynthia, con barbitúricos; él los acompañó con jerez y ella con té. Había entrado en 1969 a formar parte de *Exit*, un grupo inglés defensor de la eutanasia, en el que también ingresaría su mujer, y en 1981 fue nombrado vicepresidente de dicha sociedad. En su obra *Guía para la autoliberación* exponía las técnicas del suicidio. Escribió que "así como la comadrona nos ayuda a nacer, también nosotros tenemos necesidad de alguien que nos ayude a morir".[130]

---

[128] Deia.com/Efe, 13.3.07; Córdoba, 13.3.07

[129] El País, 15.5.01

[130] Abc, 5.3.83; Jano, 5.5.83

Año 2002

Nancy Crick, australiana del Estado de Queensland, de 70 años y enferma de cáncer en fase terminal, el 25.3.02 hizo saber en presencia de numerosas personas que se suicidaría el próximo mes de abril, y ofreció la llave de su casa a familiares y amigos para que pudieran estar a su lado en sus últimos momentos. Murió en mayo de 2002, tras beber una mezcla de fármacos sugerida por el Dr. Nitschke. La autopsia mostró que no padecía cáncer.[131]

Año 2007

Madeleine Zeppa Biver, francesa de 69 años que padecía una enfermedad neurovegetativa con grandes dificultades para el movimiento, se suicidó en Alicante, donde residía, el 12.1.07 (el forense diagnosticó muerte no natural por ingestión de medicamentos), al parecer estando presentes algunos miembros de la asociación DMD (Derecho a Morir Dignamente). Dejó escritas varias cartas a familiares en las que insistía en haber tomado la decisión libremente, y que no quería vivir postrada en una silla de ruedas el resto de sus días. La Policía investigó si se ha podido cometer inducción al suicidio.[132]

Año 2008

Chantal Sébire, maestra francesa de 52 años y enferma de un tumor nasal incurable, muy doloroso y deformante del rostro, pidió que le ayudaran a morir "de forma digna y serena", pero el 17.3.08 el Tribunal de Gran Instancia de Dijón lo rechazó.

La encontraron muerta el 19.3.08, por ingestión masiva del barbitúrico Pentobarbital, según resultó de la autopsia.[133]

[131] Rai Netnews, 23.5.02; Abc, 27.5.02

En ese Estado la ley castiga con cadena perpetua la asistencia al suicidio y considera supuesto cómplice a quien esté presente. El Primer ministro, Peter BEATTLE, dijo que actuaciones como esa no forzarán la modificación de la ley sobre eutanasia.

[132] Información.es El periódico de la región de Alicante, 18.1.07; Diario de Noticias, Navarra, 18.1.07

[133] Efe, 17.3.08; El País, 19.3.08; El Mundo.es Agencias, 19.3.08

X Anexo

Documentos

A) Internacionales

- Declaración Universal de Derechos Humanos, 1948.
- Declaración americana sobre derechos y deberes del hombre, 1948.
- Convención para la Salvaguardia de los Derechos del hombre y de las Libertades Fundamentales, 1950.
- Carta Social Europea, 1961.
- Pacto Internacional de Derechos civiles y políticos, 1966.
- Pacto Internacional de los Derechos Económicos, Sociales y Culturales, 1966.
- Convención Americana de los derechos humanos, 1969.
- Carta Africana de los derechos humanos y de las gentes, 1981.
- Convenio para la protección de las personas respecto al tratamiento automatizado de datos personales, 1981.
- Declaración de Lisboa sobre los Derechos del Paciente (Adoptada por la 34a Asamblea Médica Mundial, Lisboa, Portugal), 1981.

- Declaración sobre el Estado vegetativo persistente (EVP) de la Asociación Médica Mundial (Adoptada por la 41ª Asamblea Médica Mundial, Hong Kong), 1989.
- Convención de Asturias de Bioética relativa a los Derechos Humanos y la Biomedicina (Consejo de Europa), 1997.
- Recomendación nº 1418 (1999) de la Asamblea Parlamentaria del Consejo de Europa sobre Protección de los derechos humanos y la dignidad de los enfermos terminales y moribundos, 1999.
- Carta de los Derechos Fundamentales de la Unión Europea. 2000/C 364/01. Diario Oficial de las Comunidades Europeas, 2000.
- Carta Europea de los Derechos de los Pacientes, 2002.

B) España

- Constitución Española de 1978
- Ley 30/1992, de Régimen Jurídico de las Administraciones y del Procedimiento Administrativo Común
- Ley Orgánica 15/1995, del Código Penal, modificada por la Ley Orgánica 15/2003
- Ley 14/1985 General de Sanidad
- Ley Orgánica 15/1999, de Protección de Datos de Carácter Personal (y Reglamentos que la desarrollan)
- Real Decreto 994/1999 Reglamento de medidas de seguridad de los ficheros automatizados que contengan datos de carácter persona
- Código de Ética y Deontología de la Organización Médica Colegial española (setiembre de 1999)

- Guía de Cuidados Paliativos de la Sociedad Española de Cuidados Paliativos, SECPAL 1993, actualizada en 2001
- Plan Nacional de Cuidados Paliativos. Bases para su desarrollo. Misterio de Sanidad y Consumo, Centro de Publicaciones 2001
- Aspectos éticos de la sedación en cuidados paliativos: sedación paliativa/sedación terminal. Documento del Comité Directivo de la SECPAL, Barcelona, 26.1.02
- Ley 41/2002, básica reguladora de la autonomía del paciente y de derechos y obligaciones en materia de información y documentación clínica
- Real Decreto 124/2007 que regula el Registro nacional de instrucciones previas y el correspondiente fichero automatizado de datos de carácter personal (en vigor desde el 21.11.07)

Comunidades Autónomas

- Ver Capítulo V, TESTAMENTO VITAL
- Informe sobre la eutanasia y la ayuda al suicidio del Comitè Consultíu de Bioètica de Catalunya. Aprobado por mayoría en la 54ª reunión plenaria del 20.12.05

XI Bibliografía y fuentes consultadas

1. ADMIRAAL Pieter: *Is there a Place for Euthanasia*? Bioethics News, vol. 10, nº 4, July 1991. Centre for Human Bioethics. Monash University. Australia.
2. ARCE GARCÍA Clavel; DE LA FUENTE GARCÍA, Belén; GARCÍA GONZÁLEZ, Gerardo; GRACIA MARCO, Manuel y LACORT FERNÁNDEZ, Mariano (+): Sedación al final de la vida. Protocolo de actuación. UCI. Hospital de Cabueñes (Gijón, España) 2008. Documento facilitado por José GUERRA, Jefe del Servicio de Cuidados Intensivos.
3. BARCARO Rosangela: Eutanasia: Un problema paradimático della Bioética. Edit. Franco Angeli, 1998 Milano (Italia).
4. CAMPS Victoria: Una vida de calidad. Reflexiones sobre la Bioética. Ares y Mares. Editorial Crítica, 2001. Barcelona.
5. CASADO María: La eutanasia y su tratamiento en los Tribunales. Capítulo del libro "Entre el nacer y el morir". Ascensión CAMBRÓN (coordinadora). Biblioteca de Derecho y Ciencias de la Vida. Editorial Comares (Granada), 1998.
6. DRANE James F.: El cuidado del enfermo Terminal. Ética clínica y recomendaciones prácticas de salud y cuidados domiciliarios. Publicación Científica 573. Organización Panamericana de la Salud. Washington, 1999.

7. ESCOBAR TRIANA Jaime: Morir como ejercicio final del derecho a una vida digna. Colección Bios y Ethos. Ediciones el Bosque 1991, Bogotá (Colombia).
8. FIGUEROA YAÑEZ Gonzalo: Hacia un nuevo estatuto jurídico para el que está por morir. Revista SIBI nº 17. Enero a Junio 2007, Gijón (España).
9. FLÓREZ LOZANO J. A.: Aspectos psicoafectivos del enfermo terminal: atención ética integral. Astra-Zeneca, 2001, Barcelona.
10. GAFO Javier (ed.): La eutanasia y el arte de morir, Universidad Pontificia de Comillas, Madrid 1990.
11. PALACIOS Marcelo: La Convención de Asturias de Bioética y la Salud. Publicaciones del GABIOTEC (Gabinete de Biotecnología), noviembre 1998, Madrid.
12. PALACIOS Marcelo: Entrando en el Siglo de la Bioética. Conferencia III Encuentros de Filosofía en Gijón. Fundación Gustavo Bueno. 4.7.1998.
13. PALACIOS Marcelo: Acta Nº 2 del Comité Científico de la Sociedad Internacional de Bioética (SIBI). Reunión de 27 a 28 noviembre de 1998.
14. PALACIOS Marcelo: Comparecencia ante la Comisión especial de estudio sobre la eutanasia del Senado. Boletín Oficial de las Cortes Generales, BOCG, 8.4.99. Madrid.
15. PALACIOS Marcelo: Bioética práctica para el siglo XXI. Libro Bioética 2000 (coord.). Ediciones Nobel, Oviedo, 2000.
16. PALACIOS Marcelo: Consideraciones sobre la muerte digna. Conferencia. Congreso Iberoamericano y Venezolano de Bioética. Caracas, 5 a 7 febrero 2001.
17. PALACIOS Marcelo: La Convención de Asturias de Bioética. Libro de Ponencias del Congreso Mundial de Bioética (Gijón, junio 2000). Imprenta Grafymack (Gijón, mayo 2001)

18. PALACIOS Marcelo: Comparecencia en Comisión Estudio de la Eutanasia del Senado, 8.4.02, Madrid.
19. PALACIOS Marcelo: Sobre la eutanasia y el suicidio asistido. Conferencia IV Congreso Brasileño de Bioética, I Congreso de Bioética del MERCOSUR. 30 agosto-3 setiembre 2005. Foz de Iguazú (Brasil).
20. PALACIOS Marcelo: Eutanasia y Testamentos Vitales. Encuentros de Residentes de Medicina de Familia. 14.6.06. Cangas de Onís (Asturias).
21. PALACIOS Marcelo: Conferencia Consideraciones sobre la Eutanasia. II Congreso Ciencia y Sociedad 4.4.06. Universidad Alicante.
22. PALACIOS Marcelo: La Eutanasia y el Suicidio Asistido Ponencia. V Congreso Mundial de Bioética. Gijón, 24.5.07. DVD SIBI
23. PALACIOS Marcelo: Reflexiones ante el morir. Conferencia. Universidad de Brasilia. Master de Bioética dirigido por el Profesor Volnei Garrafa en la 3.9.2007. Brasil.
24. PALACIOS Marcelo: Conferencia Consideraciones sobre el testamento vital y la eutanasia. Ciclo "Avilés, Ciudad Saludable" 20.2.08. Casa de la Cultura
25. PALACIOS Marcelo: Bioética y temas científicos de interés mediático. Revista de Derecho y Genoma Humano Nº 26. Enero a Junio 2007. Cátedra Interuniversitaria Fundación BBVA, Diputación Foral de Bizcaia de Derecho y Genoma Humano.
26. PALACIOS Marcelo: El nuevo Comité de Bioética de España. Conferencia. Real Academia de Jurisprudencia y Legislación. IV Seminario Internacional de Biomedicina y Derechos Humanos Interuniversitario.19.6.08, Madrid.

27. PALACIOS Marcelo: La muerte digna y los testamentos vitales. Conferencia 24.6.08 Colegio Oficial de Médicos de Asturias. Gijón.
28. PALACIOS Marcelo: Evolución y violencia. La sociedad cautiva. Cuadernos de Investigación Foro Jovellanos, 2007. Gráficas Apel. Gijón.
29. PALACIOS Marcelo: Soy mi dignidad. Consideraciones y propuestas sobre la muerte digna. Revista Jurisprudencia Argentina. Numero especial Bioética X Aniversario 1.10.08 (coord.: Pedro F. HOOF).
30. SHAPIRA Amos: Consideraciones sobre la Eutanasia. Acta Nº 2. Reunión del Comité Científico de la Sociedad Internacional de Bioética de 27-28/11/98. Web SIBI (Ponencias).
31. SINNO Rafaelle: Problema etici e scientificci di fine da vita. Centro Studi del Sannio Benevento. Loffredo Editore, 2008, Napoli (Italia).
32. VAN DER MAAS Paul J.: Tendencias en la toma de decisiones al final de la vida en los Países Bajos (1990 a 2005) y en el Consejo de Europa. DVD SIBI. V Congreso Mundial de Bioética. Gijón, 21.5.07.
33. Algunos medios de comunicación, agencias e Internet.
34. Publicaciones de otras entidades y autores indicados en la notas a pie de página.

Índice

Editorial LibrosEnRed

LibrosEnRed es la Editorial Digital más completa en idioma español. Desde junio de 2000 trabajamos en la edición y venta de libros digitales e impresos bajo demanda.

Nuestra misión es facilitar a todos los autores la **edición** de sus obras y ofrecer a los lectores acceso rápido y económico a libros de todo tipo.

Editamos novelas, cuentos, poesías, tesis, investigaciones, manuales, monografías y toda variedad de contenidos. Brindamos la posibilidad de **comercializar** las obras desde Internet para millones de potenciales lectores. De este modo, intentamos fortalecer la difusión de los autores que escriben en español.

Nuestro sistema de atribución de regalías permite que los autores **obtengan una ganancia 300% o 400% mayor** a la que reciben en el circuito tradicional.

Ingrese a www.librosenred.com y conozca nuestro catálogo, compuesto por cientos de títulos clásicos y de autores contemporáneos.

www.ingramcontent.com/pod-product-compliance
Lightning Source LLC
Chambersburg PA
CBHW021558210326
41599CB00010B/499
* 9 7 8 1 5 9 7 5 4 4 7 5 7 *